全媒体"健康传播"系列丛书

不可乱投医
专家带你认识胃癌

江西科学技术出版社

江西·南昌

图书在版编目（CIP）数据

不可乱投医：专家带你认识胃癌 / 万以叶主编 . --
南昌 : 江西科学技术出版社 , 2019.10
　ISBN 978-7-5390-6830-5

　Ⅰ . ①不… Ⅱ . ①万… Ⅲ . ①胃癌 - 诊疗 - 指南
Ⅳ . ① R735.2-62

中国版本图书馆 CIP 数据核字（2019）第 113377 号

国际互联网（Internet）地址：http://www.jxkjcbs.com
选题序号：ZK2018567
图书代码：D19004-101

不可乱投医：专家带你认识胃癌　　　　　　　　万以叶　主编
BUKE LUANTOUYI: ZHUANJIA DAINI RENSHI WEIAI

出版发行 / 江西科学技术出版社
社址 / 南昌市蓼洲街 2 号附 1 号
邮编 / 330009
电话 / 0791-86623491
印刷 / 雅昌文化（集团）有限公司
经销 / 各地新华书店
开本 / 889mm×1194mm　1/32
印张 / 4.75
字数 / 75 千字
版次 / 2019 年 10 月第 1 版　2019 年 10 月第 1 次印刷
书号 / ISBN 978-7-5390-6830-5
定价 / 36.00 元

加入"胃癌教育圈"
不再"谈癌色变"！

　　胃癌是中国第二常见的恶性肿瘤，每年超过40万人发现胃癌，死亡接近30万。目前，我国胃癌早期诊断、早期治疗比率在15%左右，显著低于周边国家。因此，为了帮助胃癌患者以及家属科学地认识胃癌，做到早预防、早诊断、早治疗，我们准备了如下学习资料：

名医好课
免费学习

微信扫一扫
胃癌线上资源享不停

专家直播 HOT
专家直播教你
如何正确面对胃癌

视频资源
胃癌知识讲座
在线看

名医文章
名医好文章
免费分享

丛书编委会

本书编写组

主　编

万以叶　江西省肿瘤医院消化肿瘤内科　　主任医师

编　者

宋荣峰　江西省肿瘤医院消化肿瘤内科　　主任医师

张慧卿　江西省肿瘤医院消化肿瘤内科　　主任医师

李　翔　江西省肿瘤医院消化肿瘤内科　　副主任医师

刘冬兰　江西省肿瘤医院消化肿瘤内科　　副主任医师

廖瑜倩　江西省肿瘤医院消化肿瘤内科　　副主任医师

芦　珊　江西省肿瘤医院消化肿瘤内科　　副主任医师

罗良平　江西省肿瘤医院消化肿瘤内科　　主治医师

麦文丽　江西省肿瘤医院消化肿瘤内科　　主治医师

彭晓慧　江西省肿瘤医院腹部肿瘤外一科　主管护师

序 言
PREFACE

　　春风化雨，征程万里。党的十八大以来，以习近平同志为核心的党中央坚持把人民健康放在优先发展的战略位置，提出"没有全民健康，就没有全面小康""要做身体健康的民族"，从经济社会发展全局统筹谋划加快实施"健康中国"战略。实施健康中国行动，提升全民健康素质，功在日常，利国利民。2019年7月，国家层面出台了《关于实施健康中国行动的意见》《健康中国行动（2019—2030年）》，从干预健康影响因素、维护全生命周期健康和防控重大疾病等三方面提出实施15项专项行动。

　　江西省委、省政府历来高度重视人民健康，积极出台实施《"健康江西2030"规划纲要》，加快推进"健康江西"建设，全省卫生健康领域改革与发展成效显著，医疗卫生服务体系日益健全，人民群众健康水平和健康素养持续提高。我省积极响应健康中国行动号召，加快推进健康江西行动，更加精准对接群众健康需求，全方位全周期保障人民健康，为共绘新时代江西改革发展新画卷筑牢坚实健康基础。

　　江西省卫生健康委员会与江西省出版集团公司共同打造的"健康江西"全媒体出版项目，包括图书出版和健康教育平台，内容涵盖健康政策解读、健康生活、中医中药、重大疾病防治、医学人文故事、卫生健康文化、医企管理等内容。《全媒体"健康传播"系列丛书》是"健康江西"全媒体出版项目中一套优秀的、创新的健康科普读物，由相关领域的医学专家潜心编写，集科学性、实用性和可读性于一体。同时推出"体验式"及"参与式"模式，实现出版社、专家、读者有效衔接互动，更好地为读者服务。

　　读书与健康生活相伴，对人民群众全生命周期的健康呵护与"健康江西"全媒体形式的结合，堪称健康理念、健康知识、健康方法、健康养成系统化传播全新的尝试，理应受到广大读者的喜爱，尤其希望从中获取更多有益的信息、健康的妙招、管理的智慧和生命的力量。

江西省卫生健康委党组书记、主任

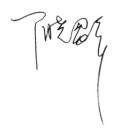

2019 年 8 月 20 日

前 言
FOREWORDS

　　胃癌，是百姓在生活中经常听到、遇见的疾病，是中国第二常见的恶性肿瘤。每年有超过 40 万人被诊断为胃癌，因胃癌死亡的人数接近 30 万，严重危害了人民群众身体健康。胃癌的发病与不良生活习惯、幽门螺杆菌感染和家族聚集性等密切相关。

　　目前，我国胃癌总体生存率不高，早期诊断、早期治疗比率在 15% 左右，显著低于周边国家，如韩国和日本。俗话说"病从口入"，胃癌属于可防可控的疾病，不少西方国家胃癌的发病率开始逐年下降。因为对相关知识不够了解，不幸患上胃癌的患者和家属常常感到恐惧和绝望，走弯路和走错路的情况也时有发生。如今，我国迫切需要提高老百姓对胃癌的正确认识。

　　鉴于此，我们编写了这本《不可乱投医：专家带你认识胃癌》，以科学研究和临床实践为依据，用通俗易懂的语言讲述了胃癌的基础知识、胃癌的预防、胃癌的早期发现与诊断、胃癌的治疗与预后以及胃癌的饮食指导等方面的内容。通过阅读本书，希望大家能对胃癌有更为深刻的认识。无论是普通大众，还是胃癌患者和家属，本书都值得一读，是一本答疑解惑的实用科普书。

目 录
CONTENTS

您想了解的胃癌基础知识

胃的位置和功能 / 002

胃癌的基本常识 / 003

胃癌的致病因素 / 005

饮食与胃癌的关系 / 009

幽门螺杆菌与胃癌的关系 / 014

癌前病变和癌症疾病 / 018

青年胃癌的特点 / 021

胃癌看病不犯难

怎样选择一家合适的医院 / 024

可能会遇到的医生 / 026

可能会接受的检查 / 029

胃癌现在有没有更好的治疗技术 / 041

关于检查您想了解的问题 / 046

胃癌早期

胃癌的早期临床表现 / 054

胃癌的早期筛查 / 057

胃癌的诊断

胃癌的表现及查体 / 062

与胃癌相关的症状 / 065

胃癌的诊断 / 069

胃癌的治疗

胃癌治疗的大体原则 / 078

胃癌的主要治疗模式 / 080

胃癌的治疗方法 / 083

胃癌的微创治疗 / 089

您关心的胃癌治疗方面的问题 / 092

胃癌的预后

胃癌治疗的远期生存预后 / 106

延长生命的方法 / 108

胃癌的复发 / 111

胃癌患者家属需要做什么

家属是否应该向患者隐瞒病情 / 116

照护患者你该这么做 / 118

胃癌患者的饮食指导 / 120

手术治疗后的家庭护理 / 123

中医药在胃癌中的作用 / 134

晚期胃癌的合理治疗 / 138

PART 1

您想了解的胃癌基础知识

002　胃的位置和功能

003　胃癌的基本常识

005　胃癌的致病因素

009　饮食与胃癌的关系

014　幽门螺杆菌与胃癌的关系

018　癌前病变和癌症疾病

021　青年胃癌的特点

胃的位置和功能

胃是人体重要的消化器官，形如囊，左大右小，横卧于隔膜下，上端为贲门，接于食道，下端为幽门，连于小肠。它的位置主要位于左上腹部，人的体型不同，胃的位置也不同。比较肥胖的人胃的位置就比较高一些，比较瘦的人，胃的位置就比较低一些。

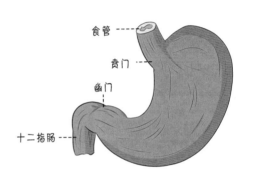

通过胃的蠕动对暂存在胃内的食物进行搅拌、磨碎，并与分泌的胃液充分混合，然后定量排放入小肠，进行进一步的消化吸收。

　　我们平常所指的胃癌，一般是指起源于胃黏膜上皮的腺癌。广泛上的胃癌，还包括胃的其他恶性肿瘤，比如间质瘤和淋巴瘤。我国胃癌发病率以西北的青海、宁夏、甘肃最高，东南沿海的上海、江苏、浙江、福建以及东北地区的辽宁、吉林较高，华南和西南地区发病率较低。

　　在我国，胃癌是高发恶性肿瘤，发病率和死亡率位居恶性肿瘤第二位。2014 年，全国新确诊胃癌病例数为 410,400 例，约占全部癌症发病的 11%，发病率为 30/10 万。男性胃癌发病率远高于女性，中标发病率是女性的 2.4 倍。2014 年，全国因胃癌死亡病例为 293,800 人，死亡率为 21.48/10 万，农村胃癌的发病率和死亡率均高于城市。

　　胃癌可发生于任何年龄，胃癌的发病年龄符合肿瘤的一般规律，即大多数发生在中年以后，以 40~65 岁多见。35 岁以下较低，40 岁以后迅速上升，多集中在 55 岁以上，55 岁以上的患者占胃癌患者总数的 70%。近年来，青年人胃癌发病率有上升趋势，有报道称青年胃癌患者占总数的 5%。

胃癌是非遗传性疾病，却常常在某家族里表现为高发，其中一个原因在于有共同的不良生活习惯，另一个是因为胃癌的发病具有家族聚集现象。调查发现，胃癌患者的父母和亲兄弟姐妹患胃癌的危险性比一般人群平均高出 3 倍。

胃癌的发病还存在种族差异，大体上是有色人种比白种人易患该病，韩国、日本、智利、俄罗斯和冰岛为高发国家，美国、澳大利亚以及西欧地区国家发病率较低，我国介于两者之间。这可能与胃癌易感基因以及生活方式等胃癌的高危状态不同有关。

中国是胃癌高发地区，发病和死亡例数均占全球的一半，而且很多胃癌患者，一经发现就是晚期。由于胃癌早期症状与胃炎等疾病症状相似，所以经常被人们忽略，没有及时就医。那么，胃癌的致病因素有哪些？哪些人是高危人群呢？

幽门螺杆菌感染者

我国幽门螺杆菌（HP）感染者比例超过 50%。它主要通过唾液传播，1994 年幽门螺杆菌被世界卫生组织确认为是导致人类罹患胃癌的 I 类病原菌。我国家庭都喜欢共餐，也喜欢在外面吃饭，感染的概率极大。但感染幽门螺杆菌，并不一定会患癌，但它会引起慢性胃炎，加速胃癌的病发。通过药物根除幽门螺杆菌后，可使胃癌发生率降低 38%。

喜吃高盐、烟熏、烧烤的人

在我国，很多人喜欢吃腊肉、香肠，也喜欢吃泡菜。腌制发酵后的食品盐含量很高，会损伤胃表面黏膜，导致胃酸分泌异常。烧烤和油煎类食物会产生亚硝基吡咯烷，同样是致癌物。世界卫生组织建议，每天每人摄入盐分不超过 5g，既可满足人体基本需求，也不会增加患胃癌风险。

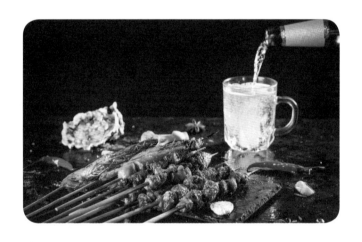

常吃剩菜、剩饭的人

生活不易，剩菜可惜。隔夜菜容易滋生细菌、真菌，不仅营养丢失，还会产生致癌物质——亚硝酸盐。茎叶类蔬菜更应避免隔夜吃，因为其亚硝酸盐含量最高。

抽烟、喝酒者

香烟中含有尼古丁、亚硝胺等致癌物质，除了诱发肺癌、口腔癌外，也会引起胃癌。酒精本身是不致癌的，但代谢转化的乙醛却有细胞毒性，影响酶的代谢，从而增加癌症发生的风险。

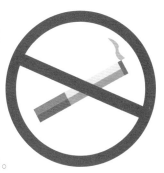

作息不规律，常熬夜者

近年来，35 岁以下年轻人患胃癌的数量节节攀升，熬夜就是罪魁祸首。熬夜引起内分泌及免疫系统紊乱，如果再吃个夜宵让肠胃得不到休息，加重胃液分泌负担，长此以往患胃黏

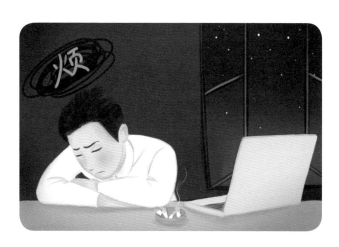

膜溃疡在所难免。所以建议大家规律饮食，少食不健康食物，适当运动，定期体检，为身体健康做好防范工作，避免健康隐患。

有胃癌或其他消化道肿瘤家族史者

胃癌有家族聚集性，比较著名的如拿破仑家族，他的祖父、父亲以及三个妹妹都因胃癌去世，整个家族包括他本人在内共有 7 人患了胃癌。据统计 5%~10% 的胃癌与家族遗传背景相关。如果家族中有胃癌或其他消化道癌患者，就需要提高警惕了。

有良性胃病史者

患有 10 年以上慢性胃溃疡、胃息肉、萎缩性胃炎，或做过胃切除术等患者，我们叫作胃的癌前状态，发生胃癌的可能性要更大，需要定期检查，引起重视。

俗话说，病从口入，胃癌与饮食和生活习惯密切相关。日本是世界胃癌高发地区，美国的发病率则比较低。从对日本移民的研究发现，夏威夷的日本第 1 代移民胃癌发病率与日本本土居民相似，第 2 代即有明显下降，至第 3 代则接近当地的胃癌发病率，这说明环境因素与胃癌发病有关，其中最主要的是饮食因素和生活习惯。那么，哪些饮食和生活习惯与胃癌的发病有关呢？又有什么预防方法呢？

盐腌食品

辽宁省庄河市、福建省闽侯县和山东省临朐县是我国胃癌最高发地区，从地域分布来看，问题可能都出在有"地方特色"的饮食上，它们的共同点是长时间食用盐渍的食品，比如肉类腌制品、咸鱼、腌制蔬菜和海产品等。

咸猪肉是辽宁省庄河市当地人经常吃的一种食物，每到冬天几乎家家户户都要腌一大缸咸猪肉，腌的时候先放一层肉再撒一层大粒盐，平时炖菜、炒菜都要放点儿咸猪肉，

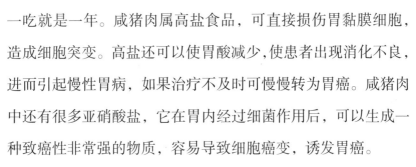

一吃就是一年。咸猪肉属高盐食品，可直接损伤胃黏膜细胞，造成细胞突变。高盐还可以使胃酸减少，使患者出现消化不良，进而引起慢性胃病，如果治疗不及时可慢慢转为胃癌。咸猪肉中还有很多亚硝酸盐，它在胃内经过细菌作用后，可以生成一种致癌性非常强的物质，容易导致细胞癌变，诱发胃癌。

福建省闽侯县是沿海城市胃癌高发的代表，多数胃癌患者追问其饮食都有吃虾油、腌制鱼干的习惯，这些食物中的亚硝酸盐如果长时间聚集在体内会有致癌的作用。

山东省临朐县很流行的食物酸煎饼的制作方法类似于煎饼果子，里头掺杂了玉米、地瓜等，经过发酵，味道是酸酸的，过去当地居民经常把它当成主食。而且，当地的村民们还喜欢吃腌制的咸菜，咸菜含有大量的亚硝酸盐，亚硝酸盐与食用的

蛋白类食物结合会形成亚硝胺，进而诱发胃部疾病，导致胃部癌变。

吸烟饮酒

以往研究认为，高盐饮食过多、新鲜蔬菜和新鲜水果摄入量低、胃慢性疾病史等因素与患胃癌密切相关。2008年，哈尔滨医科大学肿瘤研究所经调查研究发现，吸烟、饮酒和胃慢性疾病以及三者的联合作用成为我国东北地区胃癌高发的重要因素。该调查证明，吸烟可使患胃癌的危险性增加48%，饮酒则使患胃癌的危险性增加82%。

人在吸烟时少部分烟可随吞咽动作进入胃肠内。烟雾内所含尼古丁可直接刺激胃黏膜，促进胃炎、胃溃疡形成，并延缓其愈合，而经久不愈的胃溃疡是胃发生癌变的原因之一。另外，进入呼吸道的烟在与呼吸道黏膜直接接触后，其中的有害成分可被血液吸收，从而对胃内血管造成损伤。

饮酒对胃的刺激也十分明显。长期大量饮酒，尤其是白酒，酒精含量高，刺激胃黏膜，使黏膜细胞发生改变，造成胃炎，以致胃酸缺乏，细菌得以繁殖，促进了致癌物亚硝胺类的合成，从而导致胃癌发生。此外，食物中某些致癌物本来是不能被吸收的，本会通过消化道排出体外，但酒精却是这些致癌物的良好溶剂，由此促进了人体对某些致癌物的吸收，导致患癌危险加大。

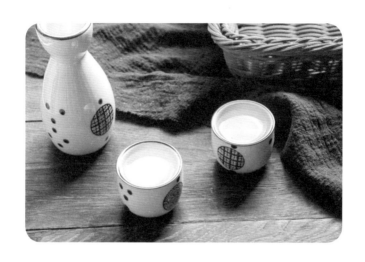

蔬菜水果和绿茶

常吃新鲜的蔬菜、水果，对于胃癌的发生有积极的预防作用。其所含有的维生素 A、维生素 C、维生素 E 及胡萝卜素等，能阻断体内亚硝胺等强效致癌物的合成，增强人体免疫力。新鲜蔬菜和水果含有多酚类、黄酮、类酮、花生四烯酸等物质，是致癌物的阻断剂和抑制剂。绿茶中的茶多酚有抗氧化、抗致癌、促解毒的作用。有研究模拟胃液条件下绿茶对胃癌癌前高危因素及癌细胞增殖的干预作用，发现绿茶对鱼露中亚硝酸钠诱导的胃黏膜增生有一定的抑制保护作用，对乙醇引起的胃黏膜出血有减弱作用，并对胃癌细胞株增殖有抑制作用。所以，常饮绿茶能够预防胃癌发生。

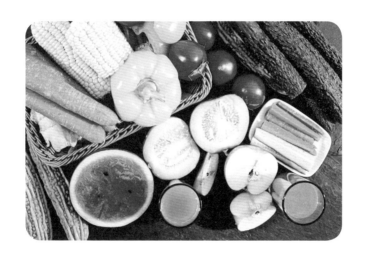

幽门螺杆菌与胃癌的关系

　　幽门螺杆菌（HP）感染是人类最常见的慢性细菌感染之一，全世界约一半的人口都感染了幽门螺杆菌，分布在不同地区及不同年龄人群。幽门螺杆菌的感染与慢性胃炎、消化性溃疡密切相关，也和消化道肿瘤有一定关联。目前，检测和根除HP已成为消化道疾病治疗的热点。

幽门螺杆菌的传播途径

　　一般来说，幽门螺杆菌的传染途径主要是有 4 个。第一种传染途径就是吃生的东西。现在普遍流行吃西餐，但其实西餐对人体是不太好的，因为现在有许多的西餐的牛排都是三分熟到七分熟，这些牛排都是没有熟透的，吃了之后也是容易让这些牛排中的细菌进入到人体，从而感染幽门螺杆菌。或者是有些人在吃火锅，在煮菜的时候，菜还没有煮熟，就开始吃了，这种情况都是有可能感染幽门螺杆菌的。

第二种途径就是接吻。人体的唾液里面其实也是可以找得到幽门螺杆菌的，特别是情侣在深度接吻的时候，幽门螺杆菌的传播会畅通无阻，所以接吻也是最直接的感染幽门杆菌的途径，如果知道自己有了幽门螺杆菌之后就尽量不要跟别人接吻，否则会使另一半也感染幽门螺杆菌。

第三种传染途径就是共餐。幽门螺杆菌其中一个传染途径就是跟别人一起吃饭，比如一家人一起吃饭如果没有用公筷也是很有可能感染上幽门螺杆菌的。所以不管是在家里吃饭还是在外面吃饭，都尽量要用公筷，否则的话很容易感染上幽门螺杆菌。

第四种途径就是在牙齿繁殖传播。有些人在刷牙的时候都只是刷上一两分钟应付一下就完事了，其实口腔如果没有清洁到位的话，也是很容易让幽门螺杆菌在龋齿和牙菌斑当中生存并且繁殖的。所以大家在平时一定要多加注意牙齿的卫生，早晚都要刷牙，吃了东西之后也尽量要漱口。幽门螺杆菌在平时生活当中出现是比较频繁的，所以大家需要多改正自己的一些行为习惯，这样才不会感染上幽门螺杆菌。

感染幽门螺杆菌后的症状

感染幽门螺杆菌后的症状主要与它所导致的几种疾病表现有关，如胃炎、胃溃疡、消化不良和胃癌。往往存在以下几种情况：

口臭　　幽门螺杆菌是导致口臭最为直接的因素之一，因为这种细菌可以在牙菌斑中生存，当口腔受到感染之后就会滋生有臭味的化合物，也就会导致口臭出现。

反酸　　幽门螺杆菌会导致胃泌素分泌，而这种物质会促进胃酸的分泌，当胃酸足够多之后就会出现泛酸以及胃灼热的症状。

嗳气恶心　　受到幽门螺杆菌感染的人群，在餐后多数都会出现嗳气、恶心以及腹胀的胃肠疾病症状，不过也有一些患者并不会出现这些症状，还是需要到医院检查才可以确诊。

幽门螺杆菌感染者患胃癌的风险是未感染人群的4~6倍，近年来，很多单位把幽门螺杆菌检测列入常规体检项目，不少患者检查结果是阳性的，他们担心将来会发展成胃癌。实际上，胃癌是一种复杂的疾病，其异质性很强，不同的患者致病因素可能完全不相同，而且胃癌的发生和发展是由多种因素所共同决定的。因此，需要强调的是，幽门螺杆菌感染胃炎是一种感染性疾病，根除幽门螺杆菌获得的益处存在个体差异。对于消化性溃疡（不论是否活动或者有无并发症史）和胃黏膜相关淋巴组织淋巴瘤强烈推荐根除，对于胃癌家族史的患者推荐根除。

幽门螺杆菌常规筛查方法包括 C13 呼吸实验及胃镜免疫组化。根治幽门螺杆菌主要依靠药物治疗，根治标准为药物治疗结束后至少 4 周无幽门螺杆菌复发。幽门螺杆菌对青霉素最为敏感，对氨基糖苷类、头孢菌素类、喹诺酮类等也高度敏感。尿素呼吸试验与内镜加组织学检查幽门螺杆菌阳性者可用三联疗法，即质子泵抑制剂 +2 种抗生素连续服用 2 周；或四联疗法，即三联疗法 + 枸橼酸铋。最常用的方案如下：奥美拉唑 20mg 一天两次，甲硝唑 0.4g 一天两次，阿莫西林 1g 一天两次。治疗需持续到停药 1 月以上复查转阴性为止。青霉素试验阳性者可选用其他抗生素如四环素、红霉素、庆大霉素、克拉霉素等。此外，幽门螺杆菌的最佳治疗时机为萎缩性胃炎发生之前，即慢性浅表性胃炎时期，这样能够有效防止不可逆转性癌前病变的发生，提高预防胃癌的概率。

癌前病变和癌症疾病

如今胃病已成为影响人们健康的一大疾病，医学专家调查发现，在 20~40 岁的人群中，只有 47% 的人胃黏膜相对正常。很多人把胃病当成小病，感觉没什么大不了的。可事实并非如此，有些胃病可能会癌变，转变成胃癌。

胃息肉

胃息肉常分为炎性、增生和腺瘤三种类型，其中，腺瘤的恶变概率最高，应立即切除，另外多个息肉及息肉大于 2 厘米的患者比较容易癌变。一旦发现胃息肉，应立即手术切除

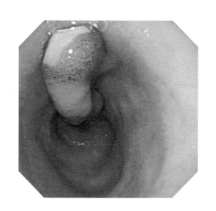

以防后患。对于没有切除的患者，当出现上腹痛、恶心呕吐、胃出血时就必须立即去医院检查。

胃溃疡

胃溃疡患者发生癌变的概率大约为 5%。有下列情况要及时就医：

原有的胃痛节律消失或加重

药物治疗效果越来越差

体重减轻，日趋消瘦

不明原因潜血试验持续阳性者

不典型增生

近年来，慢性胃炎不典型增生的患者在增加，因为很多教科书和文献把它称为"癌前期病变"，所以给患者带来了不小的精神负担。

胃黏膜的异型增生（又称不典型增生）是指胃黏膜上皮和

腺体的一类偏离正常分化，形态或机能上呈异型性表现的增生性病变。一般认为，恶性肿瘤发生前，几乎都有异型增生。轻度增生多由炎症引起，可自然发展成中、重度异型增生，是癌的前期病变，如不及时治疗，就很可能发展成胃癌。

由于病理医师对异型增生及其程度的判断往往带有很强的主观性，且轻、中度异型增生是可逆的，因此，对异型增生除了给予积极治疗外，关键在于定期复查，对于肯定的异型增生则宜予以预防性手术治疗。

青年胃癌的特点

青年胃癌是指小于 35 岁时发生的胃癌，具有以下特点：

早期病例少	可以在早期被发现的病例太少，基本确诊时，就到了中晚期
症状隐匿	一开始大部分胃癌患者会出现消化不好、胃口欠佳等问题，和胃溃疡、慢性胃炎、胃痉挛等疾病出现的症状十分相似，所以常常被误诊，从而影响了最佳的治疗时机
女性患者多	曾有相关调查表示：胃癌总体发病率男女的比例大概在 3：1，而在青年人群当中，女性胃癌的比例反而比较高，男女比例大约在 1：2。可能和这个年龄段的女性为了美，很多人有节食、不规律饮食习惯有关

发病凶险	青年胃癌的发展速度是比较迅猛的，癌细胞转移的也比较快，因为年轻人的身体代谢方面都是比较好的，所以更有利癌细胞的生长
易发作出血	大部分这个年龄的胃癌属于黏液腺癌，恶性的程度比较高，生长速度又快，所以很容易导致消化道出血，十分危险

PART 2

胃癌看病不犯难

024   怎样选择一家合适的医院

026   可能会遇到的医生

029   可能会接受的检查

041   胃癌现在有没有更好的治疗技术

046   关于检查您想了解的问题

怎样选择一家合适的医院

当确诊胃癌后，也不用过于慌张、悲伤，当务之急是选择一家合适的医院，这对治疗效果影响极大。选择有名气、规模大、患者多的综合医院，或者是有个熟人就能得到最恰当的治疗的医院，这都是普遍存在的一些误区。每家医院各科室的水平不尽相同，再大的医院也有相对薄弱的科室，有些小医院也有很强的优势科室和特色诊疗项目，不能一概而论。选择一家有资质、口碑好的肿瘤专科三级甲等医院，进行综合全面的诊断治疗才是明智之举。为什么呢？因为肿瘤专科三甲医院对专科疾病研究透彻，在综合治疗理念方面，比一般的其他医院要有很多优势。省级肿瘤医院都开设有肿瘤中心，比如肺癌中心、胃癌中心、肠癌中心等，也就是在一个中心内聚集了外科、内科、放疗科、介入科等掌握不同技术的医生，在这样的中心就诊，患者既得到高效全面的治疗，又减少了不同科室之间就诊的不便利性。肿瘤专科三甲医院匹配着高质量的多学科会诊（MDT）专家团队，诊疗方案、技术水平、服务价格、医疗管理等方面都很完善，是治疗疾病的最佳选择。

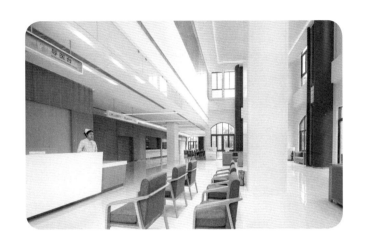

患者及家属需要良好的心态，冷静应对、积极配合专科医生的诊断和治疗建议，可以提出自己的不同观点，也可以提出自己的疑虑，在有经验的专科医生面前，都能得到满意的解答，但一定要相信科学，勿求偏门奇方，更不可拖延，这样才可能得到规范的治疗，患者才会有最大的收益。

可能会遇到的医生

在医院，患者可能会遇到三种医生：第一种是家长型医生，非常强势，患者什么都不需要知道，听医生话就行了。可是，从实际的经历来看，面对癌症这样的疾病，患者和家属都特别恐惧，太想知道病情到底怎么样，应该怎么治，为什么要这么治，有没有更好的治疗方案等。但是国内患者实在太多，医生往往没有时间、没有精力一一解释。第二种是资讯型医生。他告诉患者有哪些治疗方法，手术、放疗还是化疗，给出方案，让患方选择。患者和家属自己商量，想怎么治就怎么治。第三种是顾问型医生。让患者和家属参与到对病情和治疗方案的讨论中，最终拍板的还是患者，但是医生会给出专业的建议，帮助患者做出最优的选择。对患者而言，还有什么比医生站在患者的立场上，为患者设身处地地选择最佳治疗方案更重要的呢？

　　每个患者都会经历从不相信到抱怨，再到希望参与治疗过程，最后无奈将生命交予医生的心理路程。患者对医生希望的是，医生会去考虑患者真正想要什么，怎样才能让未来更美好。好医生是医术高明，医德高尚，谦虚坦诚，行医以患者为中心的。医生不仅救命，而且传播很多关于疾病的知识，引导患者走向康复之路。

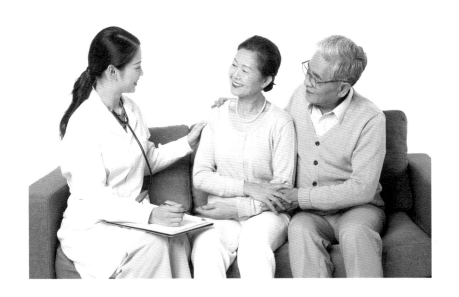

每位医生都希望用自己的知识和技术治好患者的疾病，并让患者的身体受到最低的损伤，希望自己的治疗在实践中得到认可并获得成功。现今医学还不完美，满足不了人民群众对美好生活向往的愿望，但我们相信，随着医学水平的进步，癌症患者可能获得更好的治疗。

可能会接受的检查

患者到医院就医，医生根据患者描述的情况，怀疑或初步诊断为胃癌时，需要进行后续的仪器检查来进一步验证之前的判断，以明确或排除诊断，为下一步的治疗提供确切的证据。一般来说，患者需要接受以下的检查：

电子胃镜 + 活检

针对初步诊断怀疑为胃癌的患者，"胃镜 + 活检"的检查是必不可少的。医生通过胃镜检查能直接观察到胃腔内部的真实情况，可观察到病变的部位、大小和形状，同时拍摄成清晰的影像资料可供反复观察研究，针对怀疑癌变部位可进行活检。所谓"活检"是活组织病理检查的简称，就是医生给患者胃镜检查时通过器械在胃腔黏膜面夹取的组织块，由病理科医生进行特殊的处理后做成玻璃切片，在显微镜下观察组织的形态是否符合胃癌的诊断。

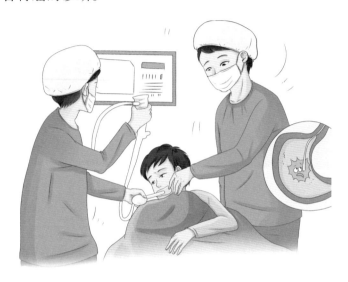

胃镜检查一般都会安排在上午进行, 做胃镜前的准备工作:

先要克服紧张害怕的情绪，穿宽松的衣服，并且需要主动地向医生讲述自己的其他基础性疾病，比如高血压、心脏病及脊柱疾病等

检查前一天晚餐吃清淡的流质食物，检查的当天早餐要空腹，并且中间最好间隔 10 小时以上，尽量少饮水

抽烟的患者检查前要禁止吸烟，以免检查时咳嗽而影响插管，有假牙患者需要取脱; 其他特殊情况下需要的准备医生会交代

整个胃镜检查过程在 3 分钟左右，需要活检的大概 10 分钟，

检查完成后休息 30 分钟即可离院回家，如果是活检时间长的话，医生会特意交代患者留院观察时间。检查后 2 小时内不能进食及饮水，然后可先少量饮水，如喉咙无不舒适感，再可进流质饮食。少部分患者会有喉咙轻度的异物感，一般 2 天左右可完全恢复。

针对部分特殊患者，比如高度紧张情绪及另有基础性疾病患者，可进行无痛胃镜或胶囊内镜检查。无痛胃镜就是在普通胃镜检查的基础上，先给患者静脉注射一定剂量的短效麻醉剂，使患者在睡眠状态下完成检查，检查后可迅速苏醒。因为检查过程中毫无痛苦，现在越来越多的患者选择无痛胃镜。胶囊内镜是一种全新的检查方法，只需要口服胶囊大小、带有摄像功能的仪器。检查过程没有痛苦，无创伤，也不会明显影响生活和工作。胶囊内镜检查费用高，不能进行活检，目前一般用于全消化道疾病的诊断，尤其是用于小肠疾病的诊断。

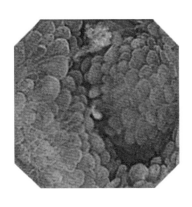 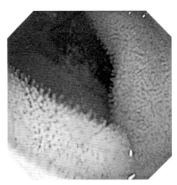

有少数患者的病情比较特殊，通过一次胃镜及活检，还是难以明确诊断。比如有些早期胃癌患者，病灶呈潜伏性生长，在胃腔的黏膜表面不明显，这时就需要患者配合，需要短期内反复多次行胃镜及活检。所以，有些患者短期内做了胃镜检查并口服药物治疗了一段时期，但是病症仍然存在或者有加重的现象，这时候就需要再次胃镜检查。

随着医学技术的进步，现在的胃镜已经远远超出了当初发明时的应用范围。包括胃镜在内的内窥镜技术在临床上的应用非常广泛，消化内科医生操作胃镜，不但是给患者诊断，还可以给患者做很多胃镜下的微创治疗，比如有一些胃部的病变以前要行开腹手术切除，现在可以通过胃镜下治疗，达到同样的治疗效果，而患者的创伤小很多，恢复更快。

超声检查

应用于腹部的超声检查，就是俗称的 B 超，也是应用非常广泛的医学影像学检查，一般用于与其他检查方法的联合应用中。针对因胃病而就医初诊的患者，医生一般都会开超声检查，因为在人体的上腹部的位置，有很多的器官，包括肝脏、胆囊、胃、胰腺、脾脏等。临床上患者所诉说的胃部不舒服的症状，有些是上腹部这些其他器官的病变，有一些是胃和另一个或几个器官共同产生的。腹部B超检查同样需要空腹10小时以上，通常要求前一天晚餐清淡，当天上午空腹，以保证胆囊胆汁充盈，减少胃肠道内食物及气体的干扰。针对一些腹胀明显或便秘明显的患者，医生一般会在检查前嘱服用助消化药物或者缓泻药帮助排气排便，以减少干扰。

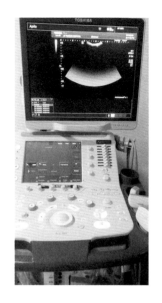

超声胃镜是一种结合了胃镜检查和超声检查功能的先进医疗仪器。在胃镜的前端，安装了微型超声波探头，进入胃腔后，既可以直接观察胃内的形态，又可以对胃腔内各部位行超声扫描，在高清晰地观察胃腔内黏膜的同时探查黏膜下组织及胃邻近器官的病变。超声胃镜检查最明显的优势在于判断胃黏膜下病变的性质，判断肿瘤病灶的浸润深度和范围，可为后续的治疗提供非常大的帮助，它对操作医生的要求更严格，需要同时掌握内镜和超声技术。一般来说，超声胃镜是在常规胃镜、超声检查以及其他相关检查后，医生根据患者的病情安排的后一步的检查。

超声胃镜检查需要的时间相对更长一些，检查前的要求与常规胃镜及 B 超检查前要求相同且更严格，并且患者在检查时的体位需要更准确地配合医生。

CT 检查

CT 检查的全名是"电子计算机断层扫描"。英国科学家根据以前众多的基础理论，在 1972 年设计出第一台 CT 机，最开始只用于颅脑的检查，后来随着技术的进步，很快用于全身所有部位的检查。CT 检查的原理是利用精确准直的射线与灵敏度极高的探测仪器一同围绕人体的某一部位做一个连续、快速的断层扫描。CT 与 B 超都是临床应用非常广泛的医学影像学检查方法，但是各有特点。根据 B 超检查所获得的图像分析病灶总体上是个二维图像，而通过 CT 检查则可以获得病灶的三维图像。打一个比方，如果病灶是根香肠的形状的话，B 超所获取的图像就是探头从各个不同的角度拍到的香肠不同的投影图像，而 CT 检查就好比一个熟练的厨师用锋利的刀把香肠切成很薄的香肠片，不但可以观察香肠的整体图像，还可以观察一片一片的香肠片。所以说 CT 比 B 超检查能更加详细地了解病灶的具体信息。

胃癌患者进行腹部 CT 检查，也是根据患者病情，把病变的脏器从众多产生相同症状的器官中分辨出来，或者是根据患者的病情变化，来判断病灶的范围，是否侵犯到邻近的脏器。腹部 CT 检查同样需要空腹 10 小时以上，以保证胆囊胆汁充盈，减少胃肠道内食物及气体的干扰。针对一些腹胀明显或便秘明显的患者，医生一般会在检查前嘱服用助消化药物或者缓泻药帮助排气排便，以减少干扰。

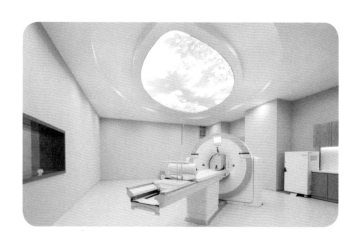

有的时候，在 CT 检查中会使用从静脉注射的造影剂，也就是通常所说增强 CT 扫描，为的是增加病变组织与正常组织显示密度的差别，从而医生可以获取更加清晰的图像资料。与 CT 平扫相比，增强 CT 扫描需要静脉注射一定剂量的造影剂，会对患者的身体条件要求更严格一些。比如对造影剂过敏的患者、严重的肝肾功能障碍的患者以及严重心脑血管疾病患者都不适合使用造影剂。但总体上，造影剂是非常安全的，不会给患者带来额外的损伤。

磁共振检查（MRI）

磁共振检查也是影像学检查方法的一种，从 1983 年德国一家医院安装世界上第一台临床磁共振成像设备，到现在的几乎每一家三甲医院都有一台甚至数台，磁共振的用途极为广泛。在磁共振成像技术相关领域，先后有不同国家的科学家共六次分别获得诺贝尔物理学奖、化学奖、生理学或医学奖，磁共振被誉为医学影像学的一个革命性发明。

磁共振检查适应范围与 CT 基本相同，但一般不应用于肺部，检查前的准备也与 CT 类似。与 CT 比较，磁共振检查具有精确、无辐射、安全的优点，但是检查时间相对长，检查费用要高一些，此外还有最重要的一条就是患者体内不能有磁铁类物质，如装有心脏起搏器、人工瓣膜，重要器官旁有金属异物残留等，均不能做此检查。但体内植入物为非磁性物体者可进行磁共振检查。患者检查前不要穿着带有金属物质的内衣裤，检查头、颈部的患者应在检查前一天洗头，不要擦任何护发用品。检查前需脱去除内衣外的全部衣服，换上磁共振室的检查专用衣服。去除所佩带的金属品如项链、耳环、手表和戒指等。除去脸上的化妆品和假牙、义眼、眼镜等物品。做磁共振检查要有思想准备，不要急躁、害怕，要听从医生的指导，耐心配合。

这里面包括血常规、肝肾功能、电解质及凝血功能等相关检查。一般来说，早期胃癌患者，这些方面的检查都不会有明显异常，但是随着病情的进展或恶化，人体各脏器受到癌细胞的侵蚀，脏器功能变化也会逐渐在血液检查中表现出来，比如持续的慢性少量出血导致的血红蛋白从轻度降低到明显降低、肝脏转移灶压迫导致的胆红素升高等。做这些血液方面检查前的准备，就是抽血前数日最好清淡饮食，抽血当天空腹 8~10 小时。

大便隐血试验

简单地说，做这项检查就是看大便里是否有血。早期胃癌的病灶比较小，即使有出血的话，量也是非常少的，这时肉眼观察很难发现异常。而只要每日出血量不少于 5mL，隐血试验即可以检查出来。持续性的大便隐血阳性，对胃癌的诊断有极大的参考价值，可以为发现胃癌提供线索。做这项检查前 1~2 天，患者最好清淡饮食，尤其不能吃猪血、鸭血等来源于动物的血液性食物。

肿瘤标记物检查

肿瘤细胞的生物化学性质及代谢存在明显异常，因此会产生并分泌某种物质，这种在肿瘤患者的血液或体液中出现质或量上改变的物质，就是肿瘤标记物。与胃癌相关的肿瘤标记物主要有 CEA、CA199、CA242、CA724，有些少见类型的胃癌，AFP、CA125 也会升高。在临床上，肿瘤标记物主要是用于原发肿瘤的诊断、高危人群的筛查、良恶性肿瘤的鉴别、肿瘤治疗效果的评估、肿瘤复发及预后的预测等方面。肿瘤标记物的检查一般也是早晨空腹抽血检查。

幽门螺杆菌可引起多种胃病，当然主要是胃炎、消化性溃疡等良性疾病，但同时可引起胃癌及胃黏膜相关淋巴组织淋巴瘤等恶性疾病，因此检测是否存在幽门螺杆菌感染就非常重要了。目前在临床上用于检测幽门螺杆菌的方法很多，但最广为人知的还是吹气。所谓的吹气其实是指C14 或 C13 呼气试验。C14 或 C13 呼气试验由于其准确率达 95% 以上，以及无痛苦、无创伤、快速简便、无交叉感染且可重复的优点，被一致推荐为诊断幽门螺杆菌的金标准，在临床上已被广泛推广应用。总体上 C14 或 C13 呼气试验诊断效果相同，但是 C14 有极为微弱的放射性，即使已经证明不会给人体带来危害，但也不建议用于儿童及孕妇。患者需要在做呼气试验前1月内未使用治疗幽门螺杆菌的药物如抗生素、铋制剂、质子泵抑制剂。呼气试验通常在空腹状态或餐后4小时后进行。

其他检查

比如骨扫描、PET-CT检查、胃液分析、活检组织的基因分析等检查一般不作为常规检查项目，这些少见的检查项目在两种情况下会应用：一是在手术前经过初步诊断为胃癌，但有些不确定的线索提示可能病情比预想要复杂；二是胃癌在经过治疗后出现病情明显变化，需要借助特殊检查项目来帮助诊治。

胃癌现在有没有更好的治疗技术

我们都知道胃癌是在恶性肿瘤中异质性最高的一种肿瘤。所谓的异质性，就是肿瘤在发展分化的过程中，出现不同的演变。有一部分是肿瘤与肿瘤之间的不同，有一部分在一个肿瘤中，都可见不同的肿瘤克隆及基因和表达的不一样。因此，像胃癌这种复杂异质性的肿瘤，极大地增加了治疗的复杂性，最终导致患者的治疗效果会完全不一样。有的患者很快复发、转移以及很早就产生对药物的耐药，也有部分患者治疗效果又非常好。目前针对胃癌的这种生物学特征，发展出来了一些新的诊断和治疗技术，现在给大家做一个介绍。

新型的医学影像技术的发展

如新的医学影像技术能谱 CT 结合碘浓度的摄取。该影像技术可以通过碘浓度的变化，定量而准确地评估胃癌在治疗的早期过程中的疗效。化疗有效的患者，肿瘤的碘浓度平均会下降 43%，化疗无效的患者肿瘤的碘浓度会升高 100% 以上。相对于传统的 CT，只是测量肿瘤的大小，该检测技术具有更好的优势。

另外一个新的技术是磁共振扩散加强成像技术（DWl）。该检测技术的原理是：在完整的肿瘤组织中，肿瘤的细胞是规律的分布，导致其中水分子的扩散受到阻碍。因此，表面水分子扩散特征的表观弥散系统（ADC）就较小，而通过肿瘤治疗以后，肿瘤组织中部分出现坏死肿瘤细胞，有一部分被破坏。因此水分子的表观弥散系统（ADC）增加，所以 DWl 可以通过测量治疗前后 ADC 的变化来实现对疗效的定量评估。

通过单细胞多组学的研究，来从细胞分子水平精确地探讨胃癌的异质性

生物技术发展日新月异，通过基因组对肿瘤的研究，把我们对胃癌的认识从病理分型，深入到分子分型的层面。现在通过越来越成熟的高通量测序技术，以及计算机大数据分析，使

肿瘤研究者可以从基因的水平、转录的水平以及蛋白质的水平，全方位地了解胃癌的分子特性、发现胃癌相关的驱动基因以及蛋白质的变异。由于胃癌的高度异质性，在其他肿瘤上面，可以使用的一些方法对胃癌却不是完全都有效的。而单细胞组学技术的发展，即可以在单细胞水平上，实现组学的高通量分析。准确地区分单细胞的异质性，观察其基因有些什么特异性的变异。AI 技术可以从单细胞 DNA 的测序，进一步发展到高效的单细胞的 RNA 测序，甚至在单细胞甲基化组学的层面上面都可以检测出来。

这一技术的发展，可以在单细胞水平上发现基因变异表达，从而全方位地解释恶性肿瘤，如胃癌高度异质性的背后深层机制。通过分析极微量的亚克隆细胞 DNA 和 RNA 的动态变化及它们间的相互关系，还有助于发现和解释胃癌为什么转移，为什么耐药等等的原因与机制。将来单细胞基因水平进一步深入到蛋白质水平的研究，可以更全面地揭示恶性肿瘤的异质性，为临床从蛋白质水平上来动态监测恶性肿瘤的状况，提供最佳的诊断及治疗策略。

现行的肿瘤诊断及治疗，都是需要获取肿瘤原发病灶及转移灶的肿瘤组织，来进行病理及分子分型的研究。由于是有创操作，而且有些部位获取的确困难，所以难以在临床上实现重复的多次的动态监测，也无法从根本上，实现肿瘤临床治疗的精准评估和全程管理。而近几年兴起的液体活检，由于其简便微创，可以连续多次采样等优势，成为肿瘤诊治领域的新技术。从最早广泛研究的 ctc（循环肿瘤细胞），到现在迅速崛起的循环肿瘤细胞的 DNA（ctDNA）和外泌体检测，还有新近基于血小板 RNA 测序诊断。

液态活检技术正迅速地应用在肿瘤的早期诊断、分型、分子分型、预后以及治疗耐药监测等各个阶段，而且已经快速地从实验室的研究进入到临床的应用之中，为临床医师的治疗决策提供了可选的工具。

免疫治疗精准疗效评价的发展

免疫治疗区别于传统的药物治疗，它的作用机制和肿瘤反应的方式也不同，这为免疫治疗的疗效评价带来了挑战。比如肿瘤病灶在免疫治疗后，会有一部分先增大后又缩小的假进展表现，还有患者会出现肿瘤快速增大的超进展反应。对治疗中出现新的病灶又怎么来判断呢？

很多肿瘤医生及患者都非常关心免疫治疗的疗效，对免疫治疗药物的疗效评估在原来化疗药物评估的标准基础上面做了一部分改良，这样就能够更准确地反映肿瘤免疫治疗的效果。如首先将治疗后可以测量的新发的病灶记录到总的肿瘤负荷一起来评估。在病情没有继续恶化的情况下，可以继续免疫治疗，并且最少在 4 周以后再进行第二次评估来进行疗效确认。

随着现在科技进步和发展，人工智能技术也在医学诊治中展现出了美好的前景。对胃癌的精准治疗以及疗效评估，也离不开多手段的完美结合，虽然目前还存在着各种各样的缺陷，但是随着不同的新技术平台的逐渐完善，未来精准疗效的评估会更加可靠，更加可行。

关于检查您想了解的问题

 小医院的检查结果是否可靠？

很多胃癌患者在初次就诊时的症状都不是十分严重，一般都会首先到附近的医院先做几项检查，比如胃镜和活检、B超、CT等。一旦诊断为胃癌后，就会立即到省一级的大医院再次就医。这时患者自然而然就会怀疑初次就医时的诊断。近年来，随着国家对县级二甲医院的大力支持，这些医院的设备已经比较先进，医生根据症状做的检查也基本一致，误差率较低。当然这些检查只是作为初步诊断，如果化验结果和临床差距很大，则会复查以避免错误诊断。随后经过入院进行相关检查进一步确定诊断，得到最后诊断。

做胃镜很痛苦，有没有其他替代的检查方法？

做胃镜的过程确实让患者有不舒适的反应，比如严重的恶心、呕吐，极少数患者甚至胃镜刚刚插到胃部就剧烈反应而不能完成检查。但是就如在前面所介绍的，诊断胃癌最准确的方法就是胃镜加活检病理检查。所以严格地说，没有可以替代常规胃镜的检查。即使现在有胶囊内镜等特殊的检查设备，也无法完全替代常规胃镜检查。首先，胶囊内镜不能进行活检，只能是观察；其次，胶囊内镜缺乏完全的机动性，受患者胃肠道功能的影响较大，用时较长；再次，对可疑部位，胶囊内镜不能很好地反复检查以及不能进行染色后再活检等操作。其实，现在无痛胃镜技术的应用已经解决了这个问题。所以，面对医生开出的胃镜检查，患者千万不要犹豫。

患者经常会问医生自己是第几期癌症？

很多患者或家属拿着刚刚做完的几项检查结果，急急忙忙问医生病情到了第几期。在各项初期的检查项目中，胃镜及活检病理检查是对所患疾病的定性分析，告诉这是什么疾病；而磁共振、CT 等影像检查则属于定量分析，初步评估肿瘤生长到了什么程度，告诉我们肿瘤的大小、是否发生转移、转移到哪个部位等信息。最终诊断是在手术切下肿瘤标本、清扫周围淋巴结以后，标本送到病理科检验，最后才能得到明确分期结果。一般来说，术前检查只能得到相对准确的分期，依据手术后的病理诊断报告才可以做出最准确的分期。

此外，患者的分期还是变化的，比如胃癌患者，做了根治性手术后根据病理诊断结果属于早期，但若干时间后发生了转移的话，则此时病情演变成癌症晚期。

每次入院做那么多检查有必要么？

很多患者入院时总是提醒医生，自己没有这或那不舒适，总是担心医生多开检查或重复检查；或者有的时候，等检查结果出来，没有发现病情有恶化或复发，患者就觉得之前开的检查项目是不必要的。其实患者每次入院时所做的检查项目都是医生根据患者的病情来决定的。早期的肿瘤患者，一般来说病情在短期内发生复发、转移的可能性比较小，所以所做的检查多是一些基本的功能检查，而像 CT、磁共振、PET-CT 这样的检查项目一般是每 2 个化疗周期查一次；在完成术后辅助化疗后，一般是 6 个月至 1 年复查一次。但是另外一部分中晚期肿瘤患者，针对病情的各项检查的时间间隔明显要短，基本上每次入院时都要做，有些情况下甚至在治疗过程中都需要复查相同项目的检查，以判断患者的病情变化，从而帮助医生决定后续治疗方案的完善及更改。

经常做胸片、B 超、CT 等影像学检查会对身体有危害吗？

目前在临床上针对胃癌的常用影像学检查项目中，超声检查及磁共振是无辐射的，有些时候患者在做磁共振时感觉不舒适，大部分原因可能是注射了造影剂，这种不适感一般检查后数小时就会消失，不会对患者造成危害。而胸片、CT、骨扫描及 PET-CT 等检查项目，确实有一定的辐射，但是这样的辐射完全是在安全的范围之内，不会对人体产生明显的危害。当然在特殊情形下，比如未成年者的检查以及处于备孕期的年轻患者，建议尽量选择无辐射危害的检查项目。总的来说，患者应该在专业医生指导下，合理的安排检查时间间隔，根据病情的早或中晚期而权衡诊断疾病的利弊，从而选择恰当的影像学检查项目。

每次入院时各种抽血项目检查需要抽很多血，有危害吗？

随着医学的发展，有助于诊断或评估病情变化的检查项目越来越多，其中人体血液中就隐藏了患者病情的各种信息。人体血液中主要成分的红细胞，寿命是 120 天，人体血液总量大概是其体重的 8%，所以一般来说，每次检查抽血量相对总的血量是很少的，不会对人体带来额外的不良反应。针对那些体质非常虚弱的晚期胃癌患者，医生尤其会合理安排相关抽血检查。

胃癌的肿瘤标记物检测值升高多少提示有问题？

肿瘤标记物是因肿瘤细胞代谢变化而产生并分泌到血液中的某种物质，少数情况下，肿瘤标记物也会受到感染等干扰因素的影响而导致检测值的升高，但这种干扰下的检测数值一般不会明显异常，并且在随后的复查中会恢复至正常。在肿瘤的早期或根治性治疗后早期复发或转移阶段，活跃的肿瘤细胞数量并不多，所以肿瘤细胞分泌的代谢物也是非常少，此时检测的话一般都是在正常数值范围内或者仅仅高一点，如果同时进行影像学检查几乎很难看到异常改变。随着活跃的肿瘤细胞数量的增多，肿瘤标记物的检测数值会相应升高数十倍甚至成百上千倍。但是还是有少数晚期胃癌患者的肿瘤标记物自始至终一直在正常范围以内或者略高一点点，这就是不同胃癌患者的肿瘤细胞差异的原因。目前，肿瘤标记物检测多应用于治疗期间评估及治疗后病情稳定期间的监测。因此，建议患者建立一个数值、时间轴，把每次的检测数值按照时间先后记录，连接成曲线并观察曲线的变化趋势，这样可以非常直观地判断病情。所以在肿瘤的诊断或判断复发转移的方面，一般不应该只看某一项检查，而应该综合多项相关检查来分析。

为何没有病理诊断结果就不能进行放化疗？

由于治癌药物副作用较大，如恶心、呕吐、骨髓抑制、脱发、腹泻，甚至引起严重心脏问题、变态反应等致使患者死亡，所以不能乱用。肿瘤诊断的金标准是病理细胞学证据，各种影像资料只能回答像不像的问题。就像警察抓小偷只看像不像是不行的，必须要找偷东西的证据。病理细胞学证据就是这关键的东西，所以影像学（CT，PET-CT，B超，核磁共振，等无创检查）都是在解决像不像的问题，而病理细胞学检查（内镜活检，穿刺活检，活检手术，痰、体液的细胞学检查等）是解决是不是，是什么的问题。

PART 3

胃癌早期

054 | 胃癌的早期临床表现

057 | 胃癌的早期筛查

胃癌的早期临床表现

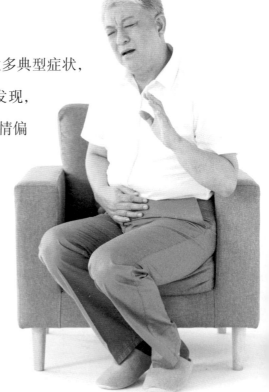

　　胃癌早期一般没有太多典型症状，因此不太容易在早期被发现，大多数患者发现时已经病情偏晚，错过了治疗的最佳时机。那么如何能够做到"三早"——早发现、早诊断、早治疗，以提高胃癌的治愈率呢？首先，我们就要了解一下胃癌的一些临床表现。

上腹痛	开始可能仅仅只是稍感上腹部不适、腹胀，或有上腹痛，但该种腹痛往往无节律性，进食不能缓解
呕血、黑便	早期的胃癌患者可能会有呕血、黑便的症状，但因出血量一般较少，患者很难察觉，可以通过大便隐血试验发现，后期随着肿瘤的进展，出血症状会更常见
恶心、呕吐	刚开始可能只是轻微的恶心，后期可能会出现频繁的呕吐
食欲下降和消瘦	有 50% 左右的患者会有食欲不振的症状，原因不明的厌食和消瘦很可能是早期胃癌的初期症状
其他	上腹部包块、左锁骨上淋巴结肿大、腹水、上腹压痛等

对胃癌的早期发现，我们难道就没有什么办法吗？并不是说只要患者得了胃癌，全都是晚期。大家要重视早期的一些表现，比如上腹部的不适，有时候会有饭前的疼痛，饭前饭后的不舒服，吃一些治疗胃病的药物，也并没有减轻症状，还有些患者有上腹部的饱胀感，常常爱打饱嗝，有的人就感觉到食欲较差。可能有一部分人，把它简单地理解为消化系

统的普通症状。

　　在临床上千万不要大意，有什么症状或者是不舒服，应尽早去专科医院做检查，最好做一个胃镜检查，去排除一下是不是得了恶性肿瘤。

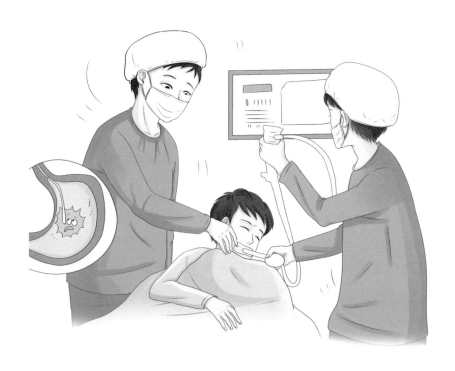

我们国家是胃癌重灾区，全球四成以上的胃癌发生在中国。如果胃癌发现时到了中晚期，患者存活超过 5 年的机会一般低于 30%；若能筛查出早期胃癌，通过综合治疗，存活 5 年的机会将超过 90%。遗憾的是，目前我国胃癌的早期诊治率低于 10%，远低于日本（70%）和韩国（55.5%），主要原因在于早期胃癌没有典型症状和我国胃癌筛查的普及率很低。

胃癌的常见危险因素包括年龄 >40 岁，男性，高盐饮食，常食腌熏煎烤炸食品、不良生活习惯（如不吃早餐、饮食无规律、吃饭速度快、暴饮暴食和吃剩饭菜）、吸烟、饮酒和幽门螺杆菌感染等。尽管早期胃癌的症状不典型，但业界将消化道出血、呕吐、消瘦、上腹部不适、上腹部肿块和贫血视为胃癌的报警症状，当有危险因素并出现上述症状时应当引起重视。

2014年，中国出台了早期胃癌筛查共识意见，将40岁以上具备以下条件之一者确定为胃癌高危人群，建议作为筛查对象，包括：

胃癌高发地区人群

幽门螺杆菌感染者

曾经患有慢性萎缩性胃炎、胃溃疡、胃息肉、手术后残胃、肥厚性胃炎、恶性贫血等胃癌前疾病

胃肠道肿瘤患者的父母和亲兄弟姐妹

存在胃肠道肿瘤其他高危因素（如高盐、腌制饮食、吸烟和重度饮酒）等

目前，我们国家推荐的早期胃癌筛查方法是：血清胃蛋白酶原（PG）、胃泌素17（G-17）、幽门螺杆菌（Hp）和电子胃镜检查。PG和G-17是抽血检测血清中的含量，PG Ⅰ ≤ 70ug/ml且PG Ⅰ /PG Ⅱ ≤ 3.0，或G-17下降定义为萎缩性胃炎（＋）诊

断标准。临床上幽门螺杆菌（Hp）检测的主要方法是碳 13 尿素呼气试验，操作非常简便，只需轻松呼气。确诊胃癌的标准是胃镜检查和病理活检。胃癌筛查的具体流程和间隔时间见下图。

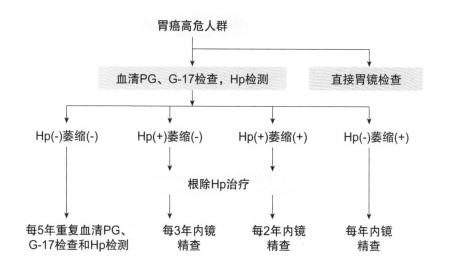

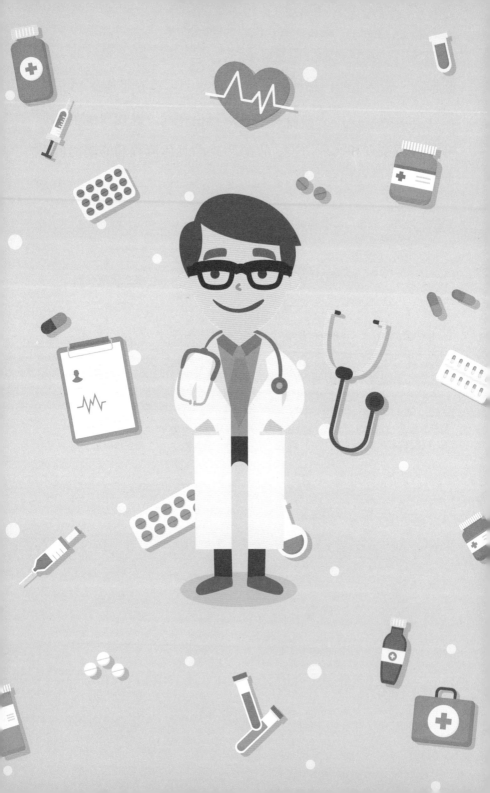

PART 4

胃癌的诊断

062 | 胃癌的表现及查体

065 | 与胃癌相关的症状

069 | 胃癌的诊断

胃癌的表现及查体

临床表现和症状

早期胃癌，70% 以上都无特别症状。但是病情一旦进展，患者就会出现很明显的下面四个方面的症状。

因为恶性肿瘤增殖快，发生的能量消耗以及代谢紊乱导致患者抵抗力低下、营养不良、维生素缺乏等，会出现乏力、食欲不振、恶心、消瘦、贫血、水肿、发热、便秘、皮肤干燥以及毛发脱落等表现

因为肿瘤溃烂而引起的上腹部疼痛、消化道出血以及穿孔等症状。胃癌患者的疼痛常常是持续咬啮型，与进食没有明显的关系，有些进食以后会明显的加重，有的像消化性溃疡般的疼痛，进食或者使用抗酸剂也有时可以缓解，所以有些人就会忽视而没及时去做胃镜确诊。而且，这种情况可以维持较长的时间，以至疼痛逐渐持续加重，才去求治专科医生。癌肿的出血表现为大便隐血、呕血或者是黑便。5% 左右的患者会出现大出血，甚至有因为出血或者是癌肿导致穿孔，而以急腹症住院的

癌肿是机械性占位的作用而引起的症状，如由于胃部充盈不良引起的饱胀感、沉重感以及食之无味、厌食、疼痛、恶心呕吐等，癌肿如果生长于贲门附近，会侵犯食管，引起打嗝、咽下困难。如果位于幽门附近，可导致幽门梗阻

癌肿进一步扩散引起的症状，如肿瘤引起的腹腔侵犯，导致恶性腹水、肝肿大、黄疸，也可致肺转移和脑转移、前列腺、卵巢、骨髓等的转移而导致的相关症状

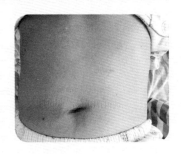

查体和体征

早期胃癌同样也没有任何体征。到中晚期胃癌时的体征，以上腹部压痛最为常见，1/3 的患者可以触摸到上腹部的肿块，质地坚硬而不规则，有压痛，但能否发现肿块，与癌肿的位置大小以及患者腹壁的厚度有关系，胃窦部的癌可以摸到肿块者比较多见。

生长在其他部位的癌肿，体征多是由于肿瘤到达晚期，或者是引起转移而产生的，如肿大坚硬，表面不规则的肝脏、黄疸、腹水症、左锁骨上及左腋下的淋巴结肿大。男性患者直肠指检可在前列腺上部扪及坚硬的肿块，女性的患者阴道检查时也可以扪及肿大的卵巢。部分还会有子宫阴道的侵犯，其他少见的体征，尚有腹壁皮下可及结节，腹股沟淋巴结肿大。到了晚期，患者可以呈现发热、恶液质的表现。此外，还有胃癌的癌旁综合征，包括血栓性静脉炎、黑棘病、皮肌炎等相应的体征。

胃癌出现了并发症，可以表现为出血、穿孔、梗阻、胃肠道瘘，以及腹腔广泛粘连并脓肿形成等等并发症。

恶心呕吐

偶尔一两次恶心和呕吐没有太大的关系，我们也不会去想到会有恶性肿瘤，但是对恶心呕吐的症状我们应该加以了解。引起恶心呕吐的病因有很多，若按发病的原因不同可以归为以下几类：

第一种为反射性的呕吐。很多常见的消化系统疾病，如急性胃肠炎、慢性胃肠炎、幽门梗阻、胆道胰腺及肝炎等方面的症状都有可能会引起反射性的呕吐。有时在临床上我们也见过一些其他系统的疾病，如泌尿系的结石、心脏病以及眼睛的一些不正常的疾病，都有可能引起反射性的呕吐。我们对反射性的呕吐，有时候要加以警惕。一些胃癌若伴有梗阻，患者有时候也会出现反射性的呕吐。

第二种呕吐是中枢性的呕吐。通常临床患者做放化疗后会引起，另外在其他的疾病，如中枢性的感染导致的脑膜及血管性的疾病也会引起反射性的呕吐。

呕血

若患者有出现呕血的症状，一般都会引起患者的恐慌和紧张，以为一定是得了重病，对呕血的症状我们应该加以鉴别。血液是经过胃从口腔里面走出的，我们才认为这种情况是呕血。如果血液是经过鼻腔、口腔、咽喉等部位流出，而吞咽以后，再呕出来，或者是通过呼吸道而引起的咯血就不属于呕血了。

呕血不一定都是恶性肿瘤的症状，有很多是胃炎、胃黏膜糜烂、消化性溃疡以及食管黏膜炎。同时，也要同肝硬化引起的食管静脉曲张破裂出血引起的呕血相鉴别。有些全身性的疾病也会引起呕血，如传染性流行性出血热、急性重型肝炎、全身血液性疾病。急性胰腺炎、胰腺癌也会引起呕血。

患者出现呕血，除了要注意呕血的量和有无黑便以外，还应该询问是否伴有头晕、乏力、出汗、四肢厥冷、心慌等失血性的症状。若出血量大的话，患者会出现脉搏微弱、血压下降、呼吸急促以及休克等表现。对同时伴有上腹部疼痛的患者，如果是反复发作的疼痛，而且疼痛没有规律性，伴有厌食、饱胀以及消瘦的，就应高度警惕是否有胃癌的可能。

若患者并发有肝脾肿大、皮肤有蜘蛛痣、腹壁有静脉怒张及腹水的，除要提示有肝脏疾病以外，也要怀疑是不是有胃癌的晚期表现。

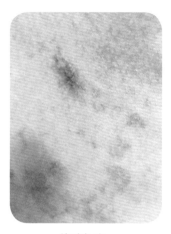

蜘蛛痣

便血

消化道出血后，血液经过肛门排出，临床上定义为便血。便血的颜色可以因为出血量的不同，呈现出鲜红色、暗红色或者是柏油样的颜色。也有少量出血而不造成颜色的改变，通常必须由医生送到实验室去做检验，才能确定是否是大便隐血。

引起便血的原因也有很多，如刚才所述的呕血的原因。便血可能是下消化道包括小肠疾病、大肠疾病引起的炎性改变导致的出血。便血应该注意伴随的症状，如是否伴有腹痛，是否伴有里急后重以及发热、全身出血等症状。还应该注意是否有皮肤颜色的改变，以及有腹部肿块的情况。

腹泻

腹泻是指排便次数的增加，粪便稀薄并且有黏液溶血或伴有未消化的食物。引起腹泻的原因各种各样，如各种病菌感染引起的胃肠炎以及溃疡性肠炎发作。

胃癌诊断的金标准

胃癌的治疗效果取决于胃癌诊断的早或晚，而胃癌的诊断主要依靠消化内镜检查及内镜下病理活检。

胃癌的病理类型

胃癌源于黏膜上皮组织，是浅层组织，其病理类型分类分为腺癌、腺鳞癌、鳞癌、类癌，其中腺癌病理组织类型占90%，腺癌从亚型分，又分为乳头状腺癌、管状腺癌、印戒细胞癌、未分化腺癌。临床上判断肿瘤的恶性程度是依据分化来讲的：高分化肿瘤，恶性程度低，预后较好；低分化肿瘤，恶性度高，预后较差；未分化肿瘤，恶性程度极高，预后最差。

胃癌的转移途径

胃癌癌细胞的直接浸润　贲门胃底部的癌细胞容易侵及至胃食管下段。胃窦部的癌细胞可以向下向十二指肠浸润。分化差浸润性生长的胃癌细胞，突破浆膜层以后，容易扩散到网膜及其结肠、肝脏、胰腺等邻近的脏器和器官。

肿瘤的血行转移　发生在晚期的胃癌，癌细胞进入门静脉或者是体循环，向身体其他部位播散，形成转移病灶，常见转移的器官有肝脏、肺脏、胰腺、骨骼等地方，尤其肝转移为多。

腹膜种植转移　当胃癌组织浸润到浆膜层以外，肿瘤的细胞脱落并种植到腹膜及脏器的浆膜面上，形成转移性的癌结节。腹膜的种植转移最容易发生在上腹部网膜面及其肠系膜上。直肠及膀胱处的种植转移，也是胃癌晚期常见的一个表现，直肠前窝的转移病灶，可以通过直肠指检来发现。女性的胃癌患者有时候会转移到卵巢，形成库肯克伯肿瘤。

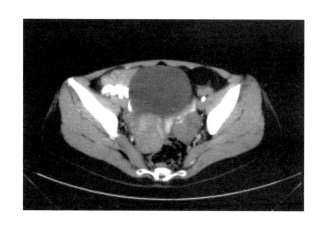

淋巴转移　　淋巴系统的转移，也是胃癌的最主要的转移途径。晚期进展期的胃癌患者，淋巴转移率高达 70%，早期胃癌也可以见到淋巴转移，胃癌的淋巴转移与胃癌肿瘤的浸润深度有相关性。通常也是循序渐进的逐步转移，但临床上，也可以发生跳跃式的淋巴转移，如第一站淋巴结没有转移，而第二站淋巴结有转移。到了肿瘤晚期，癌细胞可以经过胸导管向左锁骨上淋巴结转移，或者是经肝脏圆韧带转移到脐部。

容易与胃癌混淆的疾病

生活中的不良饮食习惯也会引起胃癌，有资料显示，胃癌在我国患病患者居多，是国内非常常见的恶性肿瘤之一。胃癌可以发生于任何年龄，可发生于胃的任何部位，危害很大。但是生活中有很多疾病与胃癌的症状相似，容易被忽略或是误诊。

急腹症　　胃癌以急性腹痛为先发症状者少见，但急腹症起病急，进展快，一旦延误可能造成严重后果。因此，对于急性腹痛必须首先除外常见急腹症，如消化性溃疡穿孔、急性胆囊炎等。

胃溃疡、慢性胃炎　　胃溃疡为胃部常见良性病变，典型表现为慢性病程、周期性发作的节律性上腹疼痛，一般可以通过使用抗酸药物得到缓解，但是需要清楚的是，有典型的溃疡样上腹痛情况的患者也不一定就是消化性溃疡，且有的消化性溃疡患者也可表现为无症状或症状不典型。所以，单纯依靠病史以及症状诊断是不科学的，最好还要做进一步的检查。

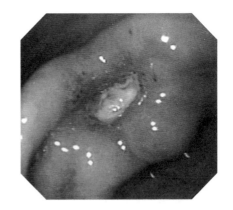

　　肝胆系统的神经支配节段和胃基本一致，因此疼痛部位相仿，而且慢性胆囊炎、胆囊结石发病患者居多，临床极其常见，诊断胃癌的患者中伴发慢性胆囊炎、胆囊结石也非少见。超声检查简单方便，无痛苦，常为临床检查方法，而且超声对胆囊结石及胆囊炎的诊断敏感性和准确性高，而对胃肠道等空腔脏器疾病检出也低，临床上因满足胆囊结石胆囊炎而遗漏同时伴发的胃肠道肿瘤并不少见，在行胆囊切除时发现胃癌者也非罕见。

　　常见为慢性胰腺炎和胰腺肿瘤，疼痛位于中上腹深处，可偏左或偏右；初为间歇性，后转为持续性，餐后加剧，用解痉止痛药常难以缓解疼痛，疼痛在夜间或仰卧与脊柱伸展时加剧，俯卧、蹲位的时候症状又会减轻。血尿淀粉酶、超声、CT 及 CA19-9 等检查有助于鉴别。

　　阑尾炎的话，疼痛多发于上腹部、脐周，并且还常常伴有恶心呕吐的情况。随着病情发展，炎症的刺激还会出现牵涉痛，出现躯体性疼痛，痛感十足，较难忍受。超声检查可发现阑尾增粗、水肿，阑尾周围积液。

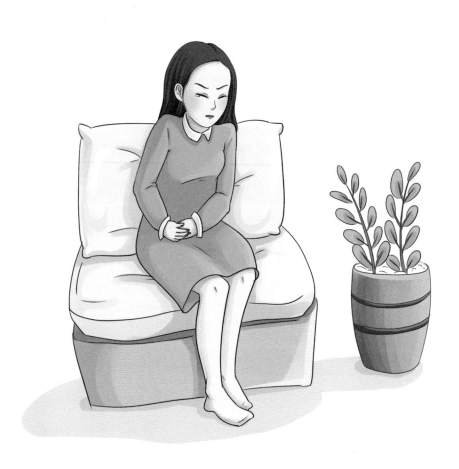

胃癌的 TNM 分期

原发肿瘤（T）

Tx   原发肿瘤无法评估。

T0   无原发肿瘤的证据。

原位癌：上皮内肿瘤，未侵及固有层。

肿瘤侵犯固有层，黏膜肌层或黏膜下层。

肿瘤侵犯固有层或黏膜肌层。

肿瘤侵犯黏膜下层。

肿瘤侵犯固有肌层。

肿瘤穿透浆膜下结缔组织，而尚未侵犯脏腹膜或是邻近的结构。

肿瘤侵犯浆膜（脏腹膜）或邻近的结构。

肿瘤侵犯浆膜（脏腹膜）。

肿瘤侵犯邻近结构。

区域淋巴结（N）

区域淋巴结无法评估。

区域淋巴结无转移。

1~2 个区域淋巴结有转移。

3~6 个区域淋巴结有转移。

7 个或 7 个以上的区域淋巴结有转移。

7~15 个区域淋巴结有转移。

16 个或 16 个以上区域淋巴结有转移。

远处转移（M）

M0   无远处转移。

M1   有远处转移。

组织学分级（G）

GX   分级无法评估。

G1   高分化。

G2   中分化。

G3   低分化。

G4   未分化。

PART 5

胃癌的治疗

078　胃癌治疗的大体原则

080　胃癌的主要治疗模式

083　胃癌的治疗方法

089　胃癌的微创治疗

092　您关心的胃癌治疗方面的问题

胃癌治疗的大体原则

保持正确及良好的心态是治疗的基础

确诊胃癌后，患者会经历否认、愤怒、磋商、抑郁、接受的心理变化过程。此时，患者及家属的心理调整可以缓解抑郁、恐惧感，提高自信心与依从性，而且可减轻化疗、放疗所致的躯体反应，甚至可以提高患者的免疫水平，提高生存率。必要时寻求心理帮助，保持良好的心态是做出正确决策的基础。

对恶性肿瘤治疗认识的误区

确诊后的绝望和恐惧来自认为恶性肿瘤无法治愈，以及恶性肿瘤治疗的过程充满痛苦。然而，随着现代医学及科技的发展，无论是手术、放疗、化疗都不再是人们记忆中充满血腥、呕吐、脱发的痛苦过程。微创手术使手术范围越来越小，手术恢复时间越来越短。新型止吐药物、抗肿瘤药物的出现及新型放疗技术的发展使化疗、放疗的不良反应进一步减少。目前，部分早期胃癌患者可达到治愈，晚期患者经过治疗也可能带瘤生存及改善生活质量。

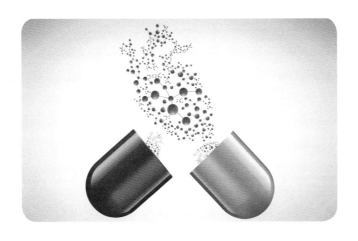

胃癌的治疗原则

多学科会诊是确定诊疗措施的最佳手段。这是一个由外科、内科、放疗科、影像科、病理科等医生组成的诊疗团队，通过分析疾病的分期、生物学特性等选择最佳治疗方案。患者意愿是多学科讨论中需要考虑的最重要因素之一，因此，患者与诊疗团队进行充分有效的沟通，才能做出最佳决策。

胃癌的主要治疗模式

手术 ± 术后辅助化疗

极早期胃癌仅需内镜下手术即可达到良好疗效。一部分早期胃癌接受手术治疗（包括开腹手术、腹腔镜手术、机器人手术等）就可能达到治愈。而另外一部分具有复发转移风险的患者，术后就需要接受辅助化疗。

化疗—手术—化疗

一些患者确诊胃癌后，不论肿瘤分期等具体情况如何就急于手术，这种是不正确的。部分早中期胃癌患者更适合采用围手术期化疗（术前和术后给予化疗）联合手术的治疗模式。术前化疗的作用包括缩小手术范围保护器官功能、降低手术并发症、杀灭潜在转移肿瘤细胞降低复发转移风险、评估肿瘤细胞对化疗药物的反应从而指导后续治疗等。

全身治疗 ± 局部治疗

晚期胃癌患者治疗的目的主要是改善生活质量，延长生存期。这些患者通常以全身治疗为主，包括化疗、靶向治疗、免疫治疗等。合并消化道出血、消化道梗阻、疼痛等症状时可考虑联合姑息性手术、放疗等治疗手段。

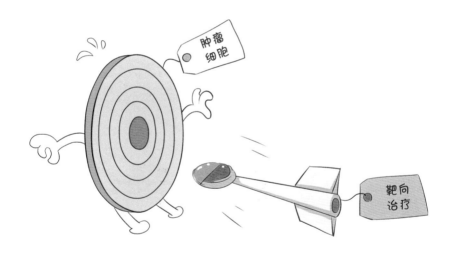

临床试验

过去谈到临床试验，很多患者十分反感，认为是把自己当成小白鼠。随着人们对临床试验了解的深入，仅有少数患者仍持有类似态度。事实上，临床试验最为强调的一点就是保护受试者的权益。临床试验方案的制定都是通过严格审核、符合国际伦理准则；研究进行过程中也接受最为严格的监督、监察等。临床试验使患者有机会使用到最新的药物，或是给患者提供免费的药物，这对于部分经济条件有限的患者是非常有帮助的。目前，国内外治疗指南中都将参加合适的临床试验作为肿瘤患者的治疗选择之一。

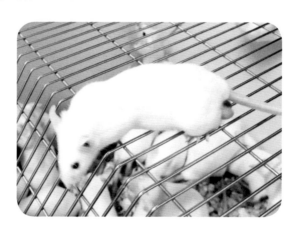

总而言之，在确诊胃癌后，一定要对恶性肿瘤及治疗手段有正确的认识，保持积极良好的心态，与专业的诊疗团队充分沟通，从而制定最佳的诊疗措施。

胃癌的治疗方法

一旦病理上确诊为胃癌,医生首先会给你做全面检查,目的是确定胃癌的准确分期,也就是肿瘤到底长大到什么程度,是不是早期?有没有扩散?有人也许会问诊断了癌症,为什么不早点给我治疗,还要做那么多检查呢?这是因为要确定肿瘤的分期早和晚,决定下一步规范的治疗方法。

早期的肿瘤,癌细胞相对比较少,肿块多固定在局部一个地方。这个时候来治疗和处理,就比较方便和有效。而肿瘤到了偏晚期,癌细胞就比较多,肿块较大,而且肿瘤会引起局部的梗阻及出血。有些肿瘤比较大,还会侵犯重要的器官和脏器,剥夺患者的营养,损害脏器功能。

胃癌的基本治疗方法:

手术切除

像大多数实体肿瘤一样，胃癌也是需要做手术的。有早期时的内镜下的内膜剥离术，有大部分的胃切除术，全胃切除术，姑息性的胃肠吻合术，还有减瘤术，有腔镜下的手术，有机器人辅助操作下的手术。总之，手术的目的就是尽可能地把肿瘤做到完全根治性的切除。

化学治疗

化学治疗就是使用抗癌药物来杀死癌细胞，以达到控制肿瘤的生长，延长患者的生命，减轻患者的痛苦的目的。化疗也需要选择合适的患者，不是所有的患者都适合使用化疗药。对合适的患者使用化疗药，只要掌握他的适应证和正确地处理好毒副反应，患者是能够获益的，一部分患者能够获得几年的生存期延长。

胃癌的化疗药物有很多种类，有静脉注射的，有口服的胶囊和片剂。具体怎么使用，肿瘤专科医院有经验的临床医生会给你做正确的选择。胃癌的化疗有好几种情况下都可用：

新辅助化疗：就是对一些可切除的胃癌患者，先给予 2~3 个疗程的化疗，以达到缩小肿瘤，杀灭潜在转移的癌细胞的作用，可更好地保留器官功能，更好地切除剩下的肿瘤

术后辅助化疗：在临床上观察到，有些患者做了完全的根治手术以后。3 到 5 年内，有一部分患者会有复发和转移。如果手术后即给这部分患者做术后的辅助化疗，可以明显地降低他们复发和转移的概率，提高 5 年生存率。国内外有大量文献数据显示，这一部分患者做化疗有获益，即叫辅助化疗

姑息性或挽救性的化疗：临床上有一些诊断即为晚期的肿瘤患者，或多年前做了手术再复发的患者，这种情况下，不宜做手术。但如果给予他们化疗，这一部分患者能够得到肿瘤的缩小、症状的减轻、生命期的延长等预后

靶向药物治疗

临床的研究发现，胃癌有一部分患者会有基因过表达。通过使用控制基因过表达的靶向药物，或同时联合化疗，可以让胃癌患者得到更好的生存效果。有一些小分子的多靶点药物，现在也广泛地用于化疗以后无效的胃癌患者，让这些患者又看到了生的希望。总之，靶向治疗药物也有毒副反应，但与化疗药物的反应有所不同。部分患者使用后效果显著，

临床上也要加以注意皮疹、出血等毒副反应。

放射治疗

　　放射治疗是通过放射线照射来治疗肿瘤的一种局部治疗方法。随着现代科技的进步，对肿瘤的定位和了解越来越精确。放疗可以用于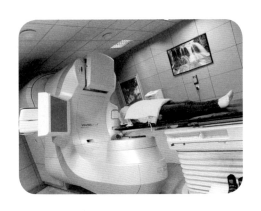胃癌的手术前的辅助治疗，也有一部分在手术以后，可以做辅助性的放疗。对一些较晚期和复发的患者，不能做手术的情况下，也可以用放射治疗缓解症状，减轻压迫，延长患者生存期。具体是哪些患者需要做？患者在什么状况下可以做？放疗专业的医生会给你做出正确的选择。

免疫治疗

　　正常的状况下，人自身的免疫系统可以识别并清除机体微环境中的少许肿瘤细胞，使机体保持在无瘤的健康状态。但在内外致癌因素的作用下，体内会发生一系列变化，使免疫系统受到抑制，而不能杀灭组织突变导致的癌细胞，即逃过机体原有的各项免疫应答系统，使癌细胞能够逃脱存活下来，渐渐增多而变成癌组织。

免疫治疗的原理同传统的化疗、放疗是不同的，相对来说，毒性反应也不同。在临床上，免疫治疗对部分有效患者作用持久，长期控制了肿瘤的增长。现在谈得最火热的免疫治疗，得益于免疫检测点的发现，以及人们对免疫抑制理论更深刻的认识。过去人们利用疫苗、非特异性的细胞来治疗恶性肿瘤，也算属于免疫治疗的初级阶段，效果相对不佳。那是因为过去一味地强调如何来增强机体的免疫力，来摧毁癌组织。现代免疫治疗已经转向关注如何阻断肿瘤的免疫抑制。现代免疫治疗在两个瘤种中有了突破性进步，即是恶性黑色素瘤和非小细胞肺癌，对肝癌、肾癌、胃癌和结肠癌等部分患者也有很好的疗效。

目前，免疫治疗正在向精准方向发展，可以通过检测肿瘤中 pd-1 受体、msi、错配修复基因等生物标志物，有望找寻到最优势的有效肿瘤患者来使用，又不至于在无效患者中滥用，真正让免疫治疗的药物发挥最大的效益。

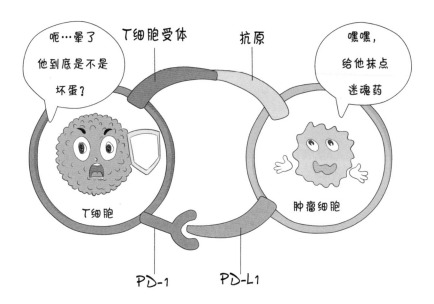

胃癌的微创治疗

什么是胃癌微创治疗

通常所指的胃癌微创治疗是指腹腔镜下的胃癌根治术。在腹腔镜下完成胃的游离及周围淋巴结清扫，通过辅助切口或继续在腹腔镜下完成消化道的重建。相对于传统开腹胃癌根治术长达 25 厘米的"巨大"切口，腹腔镜微创手术能够明显减少腹壁损伤，降低术中因脏器暴露空气中造成的体液蒸发量。同时，腹腔镜的放大作用，使得手术操作更为精细，对于解剖层次的判断更为清晰准确，术中副损伤较少，术中出血量减少，有利于术后快速恢复。但是腹腔镜微创手术也存在着一些缺点，如手术时间延长，气腹相关并发症等。对于一些瘤体较大、侵犯周围脏器、周围淋巴结明显肿大融合的病例，腹腔镜手术应用受到极大限制。有医生经常跟患者举的例子是所谓治疗胃癌的开腹手术与微创手术，大致相当于吃饭用手抓还是用筷子，目的都是吃饭（治病），只是途径不同。目前大部分的临床研究结果均认为在胃癌治疗上，开腹与腹腔镜手术的安全性和长期疗效相当，而腹腔镜手术恢复更快。总体来说，腹腔镜微创手术是未来发展的方向和趋势。

胃癌微创治疗能否切"干净"

手术中打开肚子，啥都看得清清楚楚，是不是能切的更"干净"？这是一部分患者及家属的普遍认识。其实，无论开腹还是微创手术，胃的切除范围和淋巴结清扫范围都是一致的。淋巴结的清扫程度并不是以切除肉眼所见作为标准，而是按照淋巴结的分组，显露要求的解剖部位作为清扫完成的标志。另外，由于腹腔镜的放大作用，某种程度上说，腹腔镜反而更能发现较小的肿大淋巴结。类似开的口子越大，看的越清楚，切的越彻底的想法，实在是有些太想当然了。总之，微创能和开腹一样切得"干净"，甚至更"干净"。

胃癌微创治疗是不是内镜下切除

通常所说的胃癌微创治疗并非内镜下切除。内镜下的胃癌切除仅限于一部分分化类型较好，面积较小，局限于黏膜层或黏膜下层的早期胃癌，其指征近年来有逐渐扩大趋势，但与胃癌微创手术治疗的应用范围明显不同。《日本胃癌处理规约》《日本胃癌指南》以及国内的《中国早期胃癌筛查及内镜诊治共识意见》等均对其指征进行了详细的探讨。

是不是所有胃癌都能做微创治疗

目前对于腹腔镜胃癌根治术的手术指征，仍然存在争议。根据《日本胃癌指南》，在分期较早（临床Ⅰ期）的胃癌中，腹腔镜胃癌根治术已经成为目前的常规治疗手段，但对于进展期胃癌，腹腔镜胃癌根治术的应用仍受到一定限制。近年来，我国腹腔镜胃癌手术蓬勃发展，部分基层医院也已经具备了开展该类手术的条件。根据国内《腹腔镜胃癌手术操作指南（2016版）》，手术适应证扩大到了临床Ⅰ、Ⅱ、Ⅲa期。总之，如前所述，对于一些瘤体较大、侵犯周围脏器、周围淋巴结明显肿大融合的病例，腹腔镜胃癌根治术应该谨慎选择。而这一选择，应基于目前诊疗规范指南和医生的临床经验，从而找出对患者最为有利的方法。

您关心的胃癌治疗方面的问题

 胃癌手术后，肿瘤已经完整切除，为什么需要行术后辅助化疗呢？

手术只能清除肉眼可见的肿瘤，对于微小病灶，尤其是在手术之前就已经通过各种途径转移到远处的微小病灶手术，是无法清除的。辅助化疗的目的在于杀灭手术无法清除的微小病灶，减少复发，提高生存率。因此，转移复发可能性较大的胃癌患者，术后均应接受辅助化疗。

化疗药物是否敌我不分，好细胞、坏细胞一起杀？

社会上有些流传说化疗药物"敌我不分"，使有些患者和家属听到要化疗便"望而生畏""谈化色变"，其实这并不符合肿瘤化疗的实际情况。首先，目前正式供临床使用的抗癌药物是医药科学研究的结果。在正式应用于人体之前已经过了严密的科学试验。在合理使用的情况下，患者的安全是得到保障的。其次，癌细胞毕竟是异常生长的"畸形"细胞。它的结构和功能都不如正常细胞那么完善。因而抗癌药对敏感的癌细胞的杀伤作用要比对人体的正常细胞大。在抗癌药的打击面前，癌细胞往往比正常细胞更为脆弱，更经受不起打击，也更容易死亡。

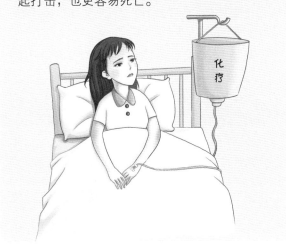

以前有效的方案为什么后面使用就没效了？

这是因为肿瘤细胞产生了耐药性，微生物、寄生虫和肿瘤细胞都可以产生耐药性。耐药性的产生是病原体长期接触低剂量药物后发生的适应性变化，病原体产生使药物失活的酶、改变膜的通透性而阻滞药物进入、改变靶结构或改变原有代谢过程都是病原体产生耐药性的机制。肿瘤细胞的耐药性通常识别为内在性耐药（或称原发性耐药）和获得性耐药（或称继发性耐药）。前者在治疗开始时癌细胞对药物即不敏感，后者是指原来对药物敏感的癌细胞群，在反复治疗经与药物屡次接触的过程中出现了耐药性。肿瘤一旦发生耐药性，就使药物不能发挥抗癌作用。即使大多数的癌细胞被杀死了，而这一小部分具有耐药性的癌细胞依然会继续生长，造成癌症的复发，并且使得以后的抗癌化疗变得无效。这时，可以尝试新的有针对性的化疗方案，还可以考虑结合其他治疗方法，争取到最有利的治疗时机，避免盲目用药，减轻患者的痛苦和经济负担，提高疗效。

胃癌有没有传染性?

胃癌不会传染，其他肿瘤也不会传染。至今没有任何肿瘤会传染的证据。活的胃癌细胞一般不会排出体外，即使有少量胃癌细胞跑出来到体外环境中，甚至进入另外一个人体内，也会很快死亡或被此人的免疫系统清除。密切接触胃癌患者的人或护理胃癌患者的家属都不必担心会感染上胃癌。

胃癌化疗一周期需要多少钱?

这视具体情况而定，影响因素有：化疗的方案，住院的时间，患者的状况，报销的比例，化疗的反应，还有其他的用药。不过因为现在患者普遍购买了医疗保险，且大部分药物可以报销，单次化疗花费也不会很大。

胃癌常见的化疗药物有哪些？

大部分化疗药物对胃癌都有效，临床常用的有氟尿嘧啶类（卡培他滨片、5-氟尿嘧啶、替吉奥胶囊），铂类（奥沙利铂、顺铂等），紫杉类（紫杉醇、多西他赛、紫杉醇酯质体、白蛋白紫杉醇等），蒽环类（阿霉素、表柔比星、吡柔比星等），伊立替康，丝裂霉素等。

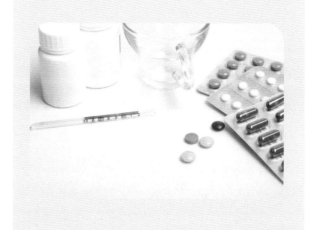

胃癌的化疗药物主要有哪些不良反应？

胃癌化疗药物主要的不良反应有：骨髓抑制（发生概率：白细胞降低＞血小板降低＞贫血），胃肠道反应（包括恶心、呕吐、腹泻、黏膜炎等），脱发，局部反应，过敏反应，神经毒性，肝脏毒性，心脏毒性，肾毒性，性腺毒性，第二原发肿瘤等。

胃癌有什么分子靶向治疗药物？

靶向治疗在胃癌领域进展不多，迄今比较公认的是针对 HER-2 阳性患者的曲妥珠单抗和国产的用于三线治疗的抗血管生成靶向药阿帕替尼。

胃癌免疫治疗效果如何？

胃癌免疫治疗尚处于探索之中，已有的基础研究和临床报道显示胃癌免疫治疗的获益较其他实体瘤更小，但依然有着美好的前景。随着免疫治疗疗效相关检测标记不断被发现，有关胃癌免疫治疗的临床研究的深入，未来几年会有更大的突破。

患者化疗后出现恶心、呕吐、食欲减退怎么办？

恶心、呕吐并不可怕，现在我们有很多止呕药物可以选择，实在控制不住可以更换呕吐反应较轻的化疗药物，还可以通过调理来减轻反应并渡过难关。

止呕的药物种类：5-HT3 受体拮抗剂，多巴胺拮抗剂，抗组织胺药，NK-1 受体拮抗剂，糖皮质激素，苯二氮䓬类劳拉西泮等。

饮食指导：

1. 使用少食多餐的方法，分量以患者的食欲为原则，无须过分勉强，以免家人之间为食物的问题而造成紧张气氛。

2. 常变换烹调方式，并注重色、香、味的调配，以促进食欲。

3. 在用餐时，应保持愉快的心情及轻松的环境，如播放柔和的音乐，并在亲人陪伴下进食等。

4. 鼓励在用餐前有适度
   的活动，或食用少
   量开胃食物、饮料，
   如酸梅汤、果汁、
   酸菜等。

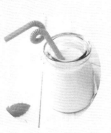

5. 若患者感觉疲劳，可稍
   作休息，待舒适后再进食。

6. 少用油来烹调食物。可考虑用低脂、酸味
   或咸味较强的食物，以刺激食欲。

7. 若要喝饮料，可选择于
   饭前 30 分钟较佳，
   并以吸管吸吮方式
   慢慢饮用。留意冷、
   热食物不宜同时进
   食，因易刺激呕吐。

 患者化疗后出现白细胞低怎么办？

白细胞低的危害：
①影响下一步化疗的进行。②机体的抵抗力下
降，继而易感染其他疾病。③导致头晕、乏力、
四肢酸软、低热、腹泻、口腔溃疡等不适。
升白细胞治疗的方法：注射升白细胞针，口服
升白细胞药物及食疗（黄鳝，泥鳅，五红汤）。

胃癌需要化疗多少个疗程？

具体应根据病情来判断，一般根治术后需进行半年的辅助化疗，晚期胃癌得视化疗效果、患者身体状况来综合确定。有些患者治疗的时间可以长达 3~4 年。

化疗后出现手脚麻木怎么办？

化疗后出现手脚麻木主要考虑为化疗药物所引起的神经毒性所致，这类药物有奥沙利铂、多西他赛、顺铂等，轻度的手脚麻木停药后会慢慢消失，也不影响肢体活动及继续下一步化疗。严重的手脚麻木影响肢体功能及生活质量，必须停止使用神经毒性药物。患者应注意保暖，避免任何冷刺激，包括接触冷水、金属制品、冰箱内冷藏物品等。针对化疗药物的神经毒性，目前尚无确切疗效的预防及治疗药物，但临床上也有一些神经营养类的药物，可以减缓患者的症状。

化疗后出现脱发怎么办？

多西他赛、阿霉素、依托泊苷等药物容易导致脱发，化疗药物所致的脱发可以再生，并且可以比化疗前更密、更黑、更显年轻。可采取以下方式减少脱发：剪短头发，避免用力梳头发，化疗过程中可使用冰帽冷敷。为消除脱发对患者心理产生影响，男性可戴帽子，女性可佩戴假发。

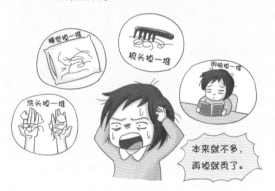

 化疗后出现手足综合征怎么办？

手足综合征（HFS），又称掌跖感觉丧失性红斑，通常是由化疗药物导致的一种皮肤毒副作用。出现手足综合征后，口服维生素 B_6 片

（50mg，每日 3 次）治疗，手足部皮肤保持湿润，可将手足皮肤用温水浸泡，然后将凡士林涂于湿润的手足部皮肤；避免运动强度较大或运动量大的体力劳动和运动；尽可能地避免手足部皮肤受损；避免受到阳光直接照射；避免接触洗洁精等对皮肤有损伤的化学制品；不要搔抓皮肤及撕去皮屑；不要使用酒精、碘酒等强刺激性药物，注意保护受损创面皮肤。

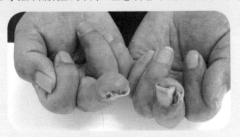

 化疗期间患者出现便秘怎么办？

饮食调节：进食高纤维素饮食，避免干酪性及精致食物，多饮水，多喝汤及果汁。适当的下床运动有助于胃肠蠕动、促进排便及增进食欲。恰当地使用粪便软化剂及缓泻剂：果导片、乳果糖口服液、液状石蜡、番泻叶、开塞露等，必要时灌肠。

患者化疗后出现血小板低怎么办？

注射升血小板药物：IL-11、TPO。口服升血小板药物：复方皂矾丸、利可君、花生衣。注意事项：避免外伤，注意观察皮肤有无出血点、黑便等出血情况，并及时向医生反应。

 化疗期间患者出现腹泻怎么办？

建议：饮食宜清淡，少量进食，暂时不要喝牛奶，避免吃过冷、过热、过油腻或刺激性食物，注意补充足够水分及电解质，根据医生的指导使用止泻药（蒙脱石散、小檗碱片、洛哌丁胺等），病情好转后可增加易消化食物。

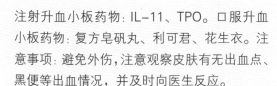

早期胃癌可以不做外科手术吗?

传统上，包括淋巴结清扫的外科根治性手术是早期胃癌的标准治疗。近年来，大宗病例数据的循证研究证实，对于部分早期胃癌，内镜下黏膜剥离术（ESD）的治疗效果与根治性手术相仿，同时可以减少创伤，提高生活质量。根据 2015 年我国七十多个中心的数据统计显示，我国早期胃癌比例占所有胃癌的 19%；而对于经济发达地区，早期胃癌的比例可高达 38%。同为胃癌高发地区的日本和韩国早期胃癌比例也高达 50%~60%。

PART 6

胃癌的预后

106   胃癌治疗的远期生存预后

108   延长生命的方法

111   胃癌的复发

胃癌治疗的远期生存预后

胃癌治疗的远期生存预后与胃癌最初分期有关

胃癌分为早期胃癌、进展期胃癌、转移性胃癌。早期胃癌术后 5 年生存率超过 90%；进展期胃癌 5 年生存率则往往低于 30%；转移性胃癌 5 年生存率小于 5%。当前我国由于普查措施的缺乏及诊疗规范的差距，胃癌的早诊率低于 10%，大约 70% 的患者发现时已为进展期或转移性胃癌，所以提高早期胃癌的检出率是改善我国胃癌治疗的远期效应的关键，应当高度重视。

其次与胃癌的病理类型等因素有关

病理组织类型分化越差，预后越差，如胃低分化腺癌；胃印戒细胞癌、胃黏液腺癌等类型对放、化疗相对不敏感，其治疗的远期效应也差；Lauren 分型中弥漫型较肠型胃癌总体治疗效果差；产 AFP 胃癌病情凶险，其治疗预后相较 AFP 阴性胃癌预后更差，多数生存期 <1 年；神经侵犯、脉管癌栓是重要的病理因素，也影响治疗的预后。

另外与胃癌基因分型有关

HER-2 强阳性胃癌约占整体胃癌的 10%~15%，其恶性程度高，预后差。近几年，HER-2 靶向药物赫赛汀的精准治疗的成功，改变了 HER-2 强阳性胃癌的预后，其生存期较 HER-2 阴性胃癌有延长。

延长生命的方法

尽早接受规范化治疗

一旦确诊胃癌，患者应调整心态，正确面对疾病，积极接受科学抗癌，不迷信，不求偏方，尽早到胃肠肿瘤专业科室进行规范化抗肿瘤治疗。无数的临床实例及国内外文献资料显示，只有进行规范、精准的科学治疗才是改善胃癌肿瘤患者生存状况最好的途径。

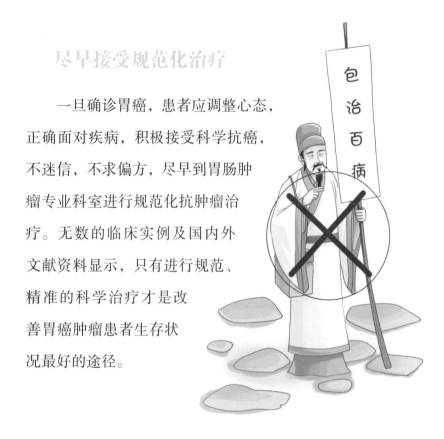

定期随访

定期随访，早期发现肿瘤是否复发或转移，才能尽早进行挽救性治疗，争取最佳治疗效果。随访时间为手术后 3 年内，每 3 个月随访复查一次；术后 3~5 年，每半年随访复查一次；5 年以后，每年随访复查一次，直至终生。随访检查项目包括体格检查；肿瘤标志物（AFP，CEA，CA199，CA724，CA125）；胸部 CT 平扫、腹部 CT 平扫加增强或腹部 MRI 平扫加增强；电子胃镜等。

养成良好的生活习惯

高盐饮食与胃癌发病有关；烟碱，尼古丁都是致癌物质；酒精损伤胃黏膜，所以养成良好的生活习惯很重要。饮食上

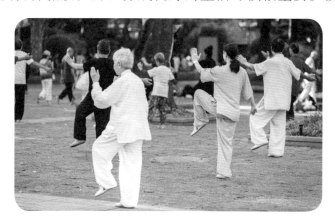

减少盐的摄入，不吃腌制或熏制食品，以细、软、易于消化食物为主；不抽烟，不饮酒；工作和生活中保持心情愉悦，每周适当的体育锻炼，夜间保证充足睡眠可以提高自身的免疫功能。

胃癌的复发

由于目前医学科学水平的限制，胃癌的治疗效果总体上仍然不是十分理想。首先，早期胃癌的发现率低，在 10% 左右，这部分胃癌患者的最佳治疗方法就是根治性胃癌切除术，术后的 5 年生存率在 90% 左右。但即使是这样，仍然会有少部分患者出现或早或晚的复发或转移。其次，临床工作中所见局部晚期胃癌患者的比例非常高，针对这部分患者的最有效的治疗方法仍然是尽可能地行根治性胃切除术，但是术后患者在 2~3 年左右发生复发或转移的概率还是比较高的。最后，就是第一次就医时，患者已经就出现了一个或多个远处脏器的转移，这部分患者获得根治性手术切除的概率非常小。对前两部分患者在手术及术后的辅助治疗完成以后，然后需定期地接受复查，当在某个时间节点出现复发或转移，对患者的心理影响来说是非常巨大的，他们经历的是恐慌（首次诊断为胃癌时）到充满希望（做了胃癌根治术及后续复查提示病情稳定）到再次恐慌（突然出现复发或转移）。所以医生和患者的家属要抱有极大的耐心，给予患者从心理到精神诊治上的支持，让患者积极面对病魔而再次战斗。最后部分患者因首次就医时就为癌症晚期，经过规范的多种方法的科学的、有序的治疗，大部分患者的病情会有明显的好转，并且在一定时期病情维持稳定，但是仍然会在一年左右的时间后出现病情的进一步恶化，从而导致治疗失败。

从胃癌发生复发或转移的原因来分析一般分为四类：首先，是因为患者个体差异的原因，比如极少数早期胃癌患者即使进行了规范的胃癌根治性切除术，也会在术后很快出现复发转移；其次，是因为治疗不当导致复发或转移，比如因为过分讲究微创而导致手术切除范围不够，手术过程中无瘤操作观念不强而导致肿瘤细胞脱落种植，本应该序贯完成术后辅助治疗但是却没有做；再次，患者虽然完成了规范的手术及辅助治疗，但患者在生活方式上的放纵，导致自身免疫力低下，从而促使肿瘤复发转移；最后就是患者本身处于胃癌晚期，目前治疗水平有限，能给予的治疗效果也不佳。

从以上原因来分析，至少针对第一和第二这两部分患者，从一开始就应该让患者详细了解自身病情，亲自参与到整体治疗决策的过程当中，选择肿瘤专科医院进行规范的治疗，治疗后密切随访，尤其是要保持良好的生活方式，从而尽可能地延长生存期。针对第三部分患者，应该结合患者的年龄、文化状态、性格特点、家庭情况以及疾病状态，综合多种因素再决定是否让患者完全了解其自身病情。总体来说，让患者自己了解病情，比完全对其本人隐瞒要好。

胃癌患者一旦出现复发或转移，在治疗原则上有以下选择。首先，是再次手术。客观地说，胃癌复发或转移以后再次进行手术切除的概率很低，但对部分患者结合第一次的胃癌根治术的情况，还是有机会再次手术的，比如吻合口的复发、单处脏器的单个转移病灶等。一旦复发或转移病灶得到根治性切除，仍然可以给患者带来一个良好的生存期的延长。其次，是药物治疗，包括精准给予敏感的化疗药物的治疗，或者化疗药物联合靶向药物，以及免疫治疗等。现在以靶向药物和免疫治疗药物为代表的新的药物治疗，为包括胃癌在内的多种晚期癌症患者带来了希望，应用这类药物治疗的前提条件是要对肿瘤组织进行基因分析。

此外，药物治疗里面还包括了一些全新的药物对晚期胃癌疗效的探索，也就是临床研究。首先，这种全新的药物是科学家经过多年的研究并且通过了初期的有效性及安全性的试验；其次，整个前期的试验过程是在国家药物监管机构的严格的指导下完成的，无论安全性还是有效性都是得到了保证的；再次，有时候这样的全新药物对患者来说可以形容为"沙漠中的绿洲"，而且在药物试验过程中，患者的各种权益都得到了充分的保障。所以，现在针对像晚期胃癌这种疗效不是十分理想的恶性肿瘤，鼓励患者参加临床研究，也是让患者有更好的获益。目前，全世界非常著名的肿瘤专科医疗机构，临床研究的数量非常多，患者也主动寻求参与临床试验，从而为陷入僵局的现有治疗带来曙光。我国的肿瘤专科医院目前也逐渐跟上了国外同行的步伐，为肿瘤患者的治疗进行积极的探索。

最后，是放射治疗。针对晚期胃癌所伴发的症状，有时候放疗可以发挥极为重要的治疗作用，比如针对骨转移病灶的照射，可以达到很好的止痛效果。

PART 7

胃癌患者家属需要做什么

116　家属是否应该向患者隐瞒病情

118　照护患者你该这么做

120　胃癌患者的饮食指导

123　手术治疗后的家庭护理

134　中医药在胃癌中的作用

138　晚期胃癌的合理治疗

家属是否应该向患者隐瞒病情

我们在临床上经常见到家属的恐惧情绪大大超过癌症患者，很多家属忌讳"肿瘤"二字，为了尽量避免患者知道病情后接受不了自己的病情，就不去肿瘤医院就诊。实际上只要方法得当，患者会很平静配合治疗，获得更好疗效，家庭也应更

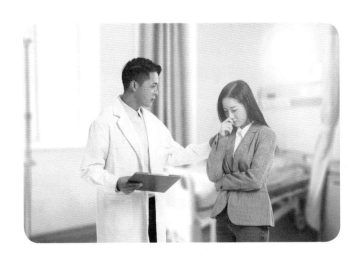

好地同心协力抗击肿瘤。美国在 20 世纪 70 年代颁布了《患者权利法案》，规定患者享有知情权，医生不得因为家属的要求对患者隐瞒病情，否则就是违法行为，甚至医生可以因为患者的要求而拒绝向家属透露任何信息。这个法案既是保障患者的权益，也保护医生不会因为家属的各种要求而陷入日后可能产生的纠纷。

　　家属对家庭困难要积极的承担，尽可能地为患者分担痛苦。一旦患有胃癌，是需要很长的一段时间进行治疗的，更何况康复也需要相当长的时间，家庭从精力上、经济上都要做出许多努力。在此关键时刻，危难之中，家人一定要敢挑重担，为患者多花精力、时间和金钱，这对患者是最大的安慰和支持。提

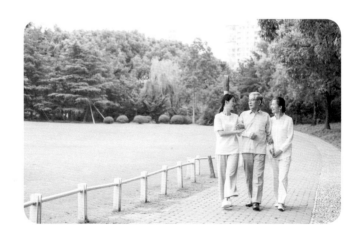

醒大家多加的注意，做好预防工作，若发现自己身体不适，就应该及时跟医生交流，避免更加严重的疾病现象出现，危害到身体健康。那么，家属需要怎么做呢？

减轻疼痛：于医护配合下尽可能预防性给予止痛剂，教会患者疼痛评估方法，共同观察疼痛出现的规律，减轻患者痛苦

营养护理：在病情允许的情况下尽量鼓励患者进食，给予营养丰富易消化的饮食，少量多餐，进食前控制疼痛、恶心等不适，创造良好的进食环境

防止突发性并发症：胃癌的常见并发症有出血、肠梗阻、感染、腹水等，密切观察患者变化，及时发现，第一时间通知医生

生活护理：为患者提供一个清洁、安静、舒适的环境，为患者洗脸、擦浴、梳头、翻身、更换衣被。对身体极度虚弱者应减少探视，保证休息

心理抚慰与疏导：与患者增加沟通，倾听他们的各种观念和感受，鼓励患者说出自己的想法，引导患者以最好的心态对待病魔。要以宽容、大度、谦让的态度对待患者，包括患者的愤怒。时时表达对患者的关心、理解、支持和尊重

避免听信谣言及偏方，增进癌症相关知识的了解，避免上当受骗，避免对正规的治疗产生负面的影响

胃癌患者的饮食指导

恶性肿瘤是一种消耗性的疾病，营养的合理保证，在肿瘤治疗的全过程中是十分重要的组成部分，如果能够做到合理的、科学的营养饮食，可以改善患者的健康状况，对患者的康复和治疗是十分有好处的。合理膳食也可以延缓营养不良及恶液质的发生，让患者的体质有所增强，生活质量得到更好的保障。

胃又是主要的消化器官，在胃癌的治疗过程中，往往需要经过手术，放疗和化疗，靶向药物及免疫药物治疗。治疗过程漫长，经历也比较难受，所以始终应该注意营养支持治疗，主要有以下几点：

保持合理的膳食，适当的运动，食物的选择应该多样化

应保持适当多摄入富含蛋白质的食物，多吃蔬菜水果及其他植物类的食物，多吃富含矿物质及维生素的食物

食物的选择应多样化，要保持相对稳定的体重，尽量少吃精制的糖

在胃癌肿瘤患者治疗和康复过程中，如果因为膳食摄入不足，必要时候可以给予肠内肠外营养支持治疗

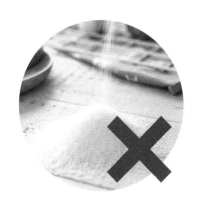

具体的食物类指南有如下：

谷物类和薯类，保持每天适量的谷物类食物的摄入，成年人每天摄入 200~400 克，如果胃肠道功能正常的情况下，注意好粗粮细粮的搭配

动物性的食物，适当地多吃鱼、禽肉、蛋类，减少红肉的摄入。在做放化疗的患者，如果有胃肠道功能的损伤，推荐制作细软的烂的动物性食物

豆类及豆制品食物，一天使用大豆及豆制品食物，建议每天摄入约50克左右的大豆量，其他的豆制品，按水分的含量再折算

蔬菜和水果类，推荐每天摄入蔬菜300~500克，蔬菜的种类，建议各种颜色及叶类的蔬菜搭配摄入，新鲜的水果摄入量为200~300克

油和脂类，建议使用多种植物油作为烹调油使用，每天25~40克

尽量不要喝酒，尽量不要吃烧烤、腌制和煎炸类的动物性食物

患者如果出现了明显的矿物质及维生素等营养素的缺乏时，建议在医学治疗的同时，可以考虑膳食强化补充部分营养素

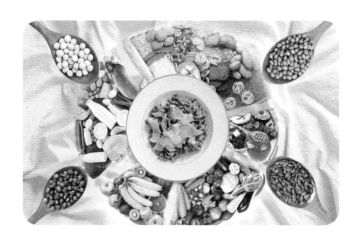

胃癌手术后，消化道功能会有一段恢复过程，腹部手术切口也需要一段时间恢复。患者的饮食渐渐恢复良好后，就可以出院了。但出院不是意味着治疗护理工作就结束了，出院后的家庭护理质量好坏以及患者本身的疗养对生存质量的提高、生存期的延长有着极其重要的意义。

手术切口护理指导

出院回到家中仍然要注意个人卫生，勤换衣服，定时洗澡，特别是切口周围的皮肤，洗澡时不要用刺激性强的肥皂，不要用力搓洗伤口处的皮肤，如果切口出现红、肿、痛、破溃等情况，要及时去医院检查治疗。

预防手术相关的并发症

预防倾倒综合征　倾倒综合征分为术后早期及晚期倾倒综合征，晚期通常称为低血糖综合征。常在进餐时或进餐后即刻至 1 小时内，出现全身无力、眩晕，并有立即平卧的愿望。也有人表现出冷汗、心慌，上腹胀，中腹有翻动感，甚至出现腹泻。原因是胃大部分切除手术后，食物很快地大量进入到上段空肠引起并发症。其实这种并发症是可以预防的，只要平时进餐时做到每次少量进食，并且每日可以多餐进食，细嚼慢咽也很重要，尽量不要吃太甜、太咸、味重的食物；吃完东西后要平卧 20~30 分钟，这种情况就会慢慢地改善。必要时，可请医生指导用药。如果极个别效果不好的话，专科医生会考虑进一步处理，极端个案也许会行手术治疗。

碱性反流性胃炎及食道炎 有一部分近端胃癌做了全胃切除，大量碱性肠内容物反流入食道，使食道内壁的黏膜受损。其主要表现是出现胸骨后烧灼样疼痛，以及胆汁性呕吐，这种情况叫作反流性的胃食管炎，可以咨询医生，通过服用多潘立酮及胃黏膜保护剂来治疗。患者晚上睡觉时，也可以采取半卧位（上身抬高 30°~50°），平时参加体育锻炼，促使胃肠蠕动增加，也可以避免碱性液反流。观察一年半后，如果症状还存在，会考虑手术治疗。

体重的丢失 食物在胃内不能充分搅拌与消化液混合，同时消化液分泌减少，残胃食物进入肠腔太快，引起肠蠕动过速，消化与吸收功能减退，大便次数多，粪内含有未消化的食物。有时也由于胃切除后容积减少，稍微进食后，就有饱腹感，或由于餐后伴有其他的并发症，患者对饮食有厌恶感和恐惧心理，不敢多吃，就会使患者的总能量摄入不够，长此以往，就会导致患者术后体重不增甚至下降。其实患者术后食量减少，体重减轻是正常现象，切记不能有惧食心理，患者需根据自己对食物的耐受程度逐渐增加食量。建议到医院营养科咨询营养师制定出院后个体化的饮食食谱，以帮助患者养成合理膳食的饮食习惯，保持体重，预防营养不良的发生，提高生存质量，才能更好地耐受后续治疗。具体行动建议患者每 2 周定时（早晨起床排便后、空腹、穿单衣）称重一次并记录。体重下降首先提示营养不足，需要增加饮食。排除饮食因素后，任何不明原因的体重丢失 >2% 时，应及时回医院复诊，以排除肿瘤复发与转移。

饮食指导

患者行胃切除术后，胃的运动、贮存及分泌功能发生了不同程度的变化，故出院后患者的饮食问题是关键，既要补充营养，又要结合自身对饮食的耐受情况区别对待，饮食要注意逐渐从稀的过渡到稠的，从量少到量多，从低热量到高热量，具体应做到下面几点：

少量多餐，细嚼慢咽　每日 3 次正餐，2~3 次加餐，食量要自己把握好，最多每餐达到八分饱，以自我感觉无不适为原则。吃任何东西都要切记细嚼慢咽，每口食物建议咀嚼 25 次以上，其目的是使食物在口腔内充分嚼烂并与唾液充分混合，以替代部分胃的功能，减轻残胃的负担。进食从流食开始（如米汁、蛋花汤、藕粉、牛奶、去油肉汤、鱼汤,鲜果汁等)到少渣半流食(如冬瓜、南瓜、胡萝卜等瓜类蔬菜,各种粥类、烂面条、蒸蛋羹、去皮鸡鸭肉泥、清蒸鱼、果泥、牛奶等),再过渡到软食最后到普通饮食。饮食过渡的时间由患者本人自行掌握。一般术后1周左右进少渣半流食,3~4周左右进食软饭,再循序逐渐过渡到普通食物。

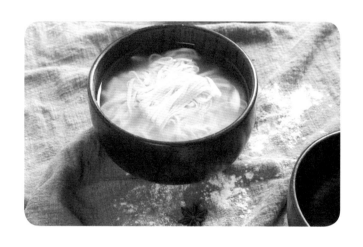

食物宜清淡且多样化   以高蛋白、高维生素、低膳食纤维素易消化的少渣食物为主。蛋、乳、鱼、肉、豆是优质蛋白质的来源,应该优先选择。豆类是指制作成豆浆、豆花、豆腐的食物。多吃新鲜瓜类蔬菜和新鲜应季水果,一些太甜的水果尽量少吃。平时多吃植物油,少吃含脂肪多的食物,少吃或不吃腌制食品，因为腌制品中含较多的二甲基亚硝酸盐，在体内易转化成致癌物亚硝胺。像洋葱、韭菜、芹菜、蒜苗、藕等粗纤维的蔬菜尽量不吃；豆子粥、粗粮、整粒干果、干豆、米饭、饺子，不好消化的主食不要吃，蔬菜要切碎做软，瓜类蔬菜要去皮；肉类可以用淀粉上浆；烹调时不要用油煎、炸、爆炒等方式；避免用辣椒、芥末等酸、辛辣刺激食品及调味品；过冷、过热的食物不要吃；少喝或不喝高浓度饮料，食物应多样化，经常更换食谱，改变烹调方法，因为新的食物可以增加食欲，改变烹调方法使食物具有不同的色香味，也可以增加食欲，但无论哪一种食物，烹调时一定要达到食物比较熟烂的程度，才能适应患者的身体情况，并顺利地消化吸收。

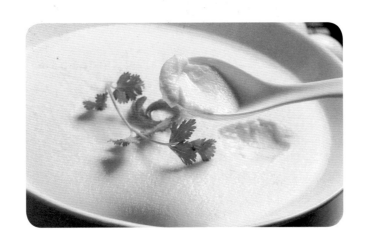

禁烟忌酒　酒对消化道的刺激人人皆知，而且损害肝脏。吸烟有害健康，影响消化液的分泌。烟酒百害而无一益，必须禁，必须忌。

补充铁剂　胃切除术后，胃酸减少，小肠上部蠕动加快，含铁食物会绕过十二指肠，因为铁主要在十二指肠吸收，由于铁的吸收减少，所以大部分人会出现缺铁性贫血。根据患者具体情况在医生的指导下服用硫酸亚铁制剂，或药物补充维生素、叶酸等，饮食上可以稍作调整，经常选择动物肝脏、鸡血、鸭血、猪瘦肉、猪血、菠菜、红枣等含铁量较多的食物。

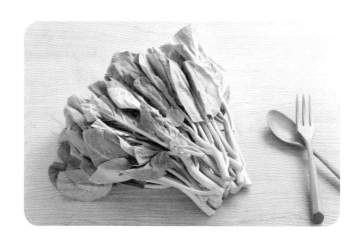

终身口服营养补充（ONS） 由于胃结构与功能的受损，日常食物常常难以满足患者的营养需求，《中国肿瘤营养治疗指南》推荐：胃癌患者终身口服营养补充（ONS），即口服工业化肠内营养剂（又称为特殊医学用途配方食品，FSMP）来补充食物的不足，建议此类营养制剂在营养师的指导下服用，并且终身坚持。

生活方式干预

心理护理 每个人手术后都或多或少会有些焦虑、抑郁、悲观、自卑和依赖的心理问题，况且是胃部恶性肿瘤，又做了全部或大部分的胃切除手术。家属也应鼓励患者向前看，昨日已过去，活好当下。我们要告诉患者的是随着医学的进步，胃癌已不是不治之症，只要有决心、有毅力、积极配合治疗是可以达到根治的目的的，要树立战胜疾病的勇气和信心，保持乐观的心态和愉快的心境，使机体神经系统、内分泌系统在术后达到一种新的平衡，并能调动机体的潜能，更好地与疾病战斗。正如希腊医学家希波克拉底说的："人的情绪便是疾病的良医。"所以，绝不能低估情绪在康复中的作用。

环境适应　患者可经常外出锻炼，呼吸新鲜空气，多结交朋友，适当地看些文艺节目，保持良好的心情和积极向上的生活态度，要像过去一样做该做的事情，体现自己人生的价值，正确客观地面对问题，克服自卑、依赖心理，增加自我的幸福感，因为好的心态是可以增进康复的。同时，提醒患者要保证有充足的睡眠，因为睡眠不好，机体免疫和抗病能力会明显下降。

体力活动　运动可以改善体力、减少压力、预防抑郁、改善食欲、促进消化吸收功能、缓解便秘和促进良好睡眠等。如果体力或医生允许，提倡定期、适度地进行有氧运动，运动强度以轻度出汗、心率增加、自我感觉舒适为宜。散步、打太极、慢跑、做健身操等都是很好的有氧运动，自己可量力而行找到适合自己的锻炼方法。尽量避免久坐或长期卧床，如果身体体力不济，也希望患者能尽量 1~2 小时起来活动一下，可散散步或做一些上臂或下肢的阻抗运动也好。循序渐进，每 4~6 周作为一个锻炼周期，每次锻炼的时间和强度随自己体能的改善可以逐渐增加，如从每次 10 分钟增加至 20 分钟或从 30 分钟增加至 60 分钟。

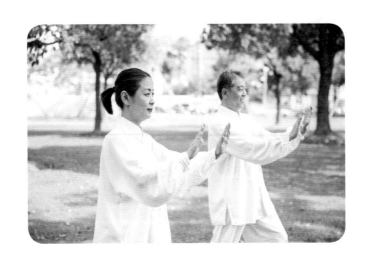

定期复查　患者出院后 3 个月、半年、一年要定期到医院复查，以后可以结合你自身情况适当延长复查时间。复查内容有：血、尿、大便三大常规，肝功、肾功、CEA（癌胚抗原）、B 超、CT、消化道钡餐、内镜等。复查的目的是为了解患者是否存在癌肿复发、转移及化疗药物对机体的损害程度。

在胃癌术后康复过程中，其家庭护理是多方面的，必须细致有条理。家庭护理方法是否得当、到位，直接关系到患者术后的身体、心理康复效果。有效正确的家庭护理，能巩固患者在医院的治疗效果，加快患者术后的康复，提高生存质量和延长生存期，满足患者生理、心理、社会需要并积极面对自己的未来。

　　家里有人得了胃癌，不用担心胃癌会传染，只是胃癌患者的一级亲属患胃癌的概率会升高，因此，要特别注意消除胃癌的危险因素，如根除幽门螺旋杆菌，改变饮食和生活方式，不抽烟、不喝酒，且在 40 岁以后进行胃癌筛查，定期检查是否有引发胃癌的其他疾病，并及时治疗，减少胃癌发生的可能。

中医药在胃癌中的作用

由于胃癌的高度异质性，早期发现的胃癌患者并不多，大部分诊断时都到了中期和晚期。这类患者虽然在临床上强调多学科合作的综合治疗，但是总的治疗有效率及总的生存期都不尽如人意。对于胃癌的治疗，有很多需要研究的问题，以及在临床治疗过程中也会碰到很多的难题。有很多临床的研究认为

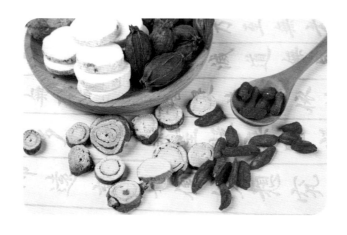

中医中药具有抑制肿瘤细胞的增殖、诱导肿瘤细胞的凋亡分化，以及具有调节机体的免疫和调控细胞信号通路、抑制肿瘤新生血管及化疗多重耐药的作用。除此之外，中医药还可以减轻放化疗引起的不良反应，增加化疗的耐受性使患者可以按周期完成治疗。中医药弥补了现代治疗的不足，对胃癌的治疗起到协同作用。

手术时联用中医药

目前的标准胃癌根治术，淋巴结清扫的范围比较大。手术过程中会有部分出现吻合漏、胃动力不足、不全肠梗阻等并发症。而且胃癌手术患者术后常有气血不足、脾胃虚弱的表现，如果能合理地使用中药扶正固本、健脾益气就能加速患者术后体力的恢复，改善临床症状。有中医专家采用香砂六君子汤治疗中晚期胃癌术后的患者，患者的生存品质得到了明显的提高。

放化疗时联合中医药治疗

胃癌患者大多数都需要接受放化疗的治疗，我们都清楚放化疗药物容易引起一些不良反应，如消化道反应以及骨髓移植等。在放化疗过程中加上中医药的治疗，通过辨证施治的方法施方，有一部分能起到减毒增效，改善临床症状以及提高患者生活质量的作用。有部分学者发现，胃癌患者脾胃虚弱者居多，通过化疗以后多给予益气扶正健脾和胃的中医药，比单纯地使用化疗组患者的近期客观疗效有提高，不良反应都有明显的下降。有一些专家还使用外敷的膏贴药，通过针刺等方法可以改善化疗所导致的白细胞下降，控制癌症的疼痛。

靶向药物联合中医药治疗

胃癌在一线、二线以及三线中都有靶向药物批准使用。一线的抗 Her-2 基因阳性的曲妥珠单抗，二线的雷莫芦单抗，三线的抗血管形成的阿帕替尼。这些靶向药物在治疗肿瘤过程中虽然给患者的生存状况带来了一些改善，但也带来了一些毒副反应，影响了患者的生活质量，如皮疹、腹泻以及手足综合征就是这一类靶向药物常见的不良反应。部分学者正在研究利用中医药外敷来治疗阿帕替尼引起的手足综合征。该研究已经显示中西医结合治疗晚期胃癌对患者的生活质量提高提供了一个新的思路，不过这一切还需进一步探索。

免疫治疗联合中医药

胃癌的发生发展不仅取决于胃癌细胞的分子特性和基因组学，也取决于肿瘤细胞同周围微环境的相互作用，尤其是同免疫系统密切相关。虽然在胃癌的总体治疗过程中，目前还没有一个高质量的循证医学证据证明免疫治疗对胃癌有效果。但是，分层分析研究已经表明，如果患者是pd-L1阳性表达，微卫星高度不稳定以及EBV表达阳性者，免疫治疗对这部分胃癌患者是有效的。而免疫治疗会产生相关的免疫原性疾病。预计未来，在免疫治疗应用过程中，中西医药对胃癌的患者会有更大增效减毒的作用。

晚期胃癌的合理治疗

我们都知道胃癌发病率和死亡率,在中国是排在第二位的。近几年通过广泛的科普宣传,部分患者能够早期发现胃癌,但是在临床上还是碰到很多晚期的患者。晚期胃癌其治疗手段,主要以化疗做持续的治疗来改善患者的预后。对这一类的患者,我们有没有更好的、更艺术的治疗手段呢?

晚期胃癌的患者怎样做到化疗方案的优化选择

从各大指南的推荐来看,目前对晚期胃癌治疗有效的药物很多。所以在临床用药的设计上面,如果以姑息治疗为目标的晚期胃癌的一线化疗要获得更佳疗效,建议两药联合方案会优于单药使用。如果患者的一般状况比较差,不建议三个药联合使用。

只有一个远处转移的晚期胃癌治疗方法

其他的肿瘤中有寡转移灶这种概念。但是对胃癌的单一器官转移有如下几种情况：第一，肝转移的病灶不超过 5 个；第二，局限的腹膜转移；第三，卵巢转移的库肯勃氏肿瘤；第四，肾上腺转移；第五，锁骨上淋巴结转移。对这些只单独的转移病灶，除全身治疗以外，如果在其基础上加上局部治疗，也许会有更好的临床效果。比如，给予局部病灶的切除及射频消融，都是可以选择的方法。

仅限于腹膜转移的晚期胃癌

临床上常见腹膜转移的胃癌患者，有两种情况，一种就是比较早期的肉眼不可以见到的转移病灶，只是在做腹腔细胞脱落检测的时候，可以找到游离脱落下来的癌细胞。另外一种就是手术或者是腔镜下，可以见到的腹膜广泛的转移病灶。

前一种肉眼不可见的，只是脱落细胞学检测到的腹腔有转移的患者，我们建议做积极的转化治疗，有部分患者可能会有手术切除的机会。积极的转化治疗，包括全身的治疗及腹腔灌注的化疗。

对第二种情况，可见腹腔广泛转移的病灶。这一类型的患者可行姑息性的治疗，要强调全身的化疗及腹腔灌注的治疗，治疗的意义还有待于商榷。对于腹腔灌注的药物选择方面，建议可首先考虑使用紫杉类药物，其次选用顺铂及 5 氟尿嘧啶类药物，前者疗效更优。

总之，对于晚期胃癌的治疗，因为胃癌本身的生物学行为异质性极大，所以在治疗上，应该选择最优的治疗方案，并充分使用到必要的局部治疗手段，让患者能得到更充分的治疗。

不可乱投医
专家带你认识胃癌

　　胃是人体重要的消化器官，而胃癌是影响人体健康的恶性肿瘤，严重危害了人民群众的身体健康。

　　本书主要涵盖了胃癌的基础知识、诊断、治疗、家庭护理等一系列内容，以通俗易懂的语言将治疗胃癌过程中晦涩难懂的知识介绍给读者，力求帮助患者尽早摆脱胃癌的魔爪，重获健康。